全国中等卫生职业教育卫生部“十一五”规划教材

供涉外护理专业用

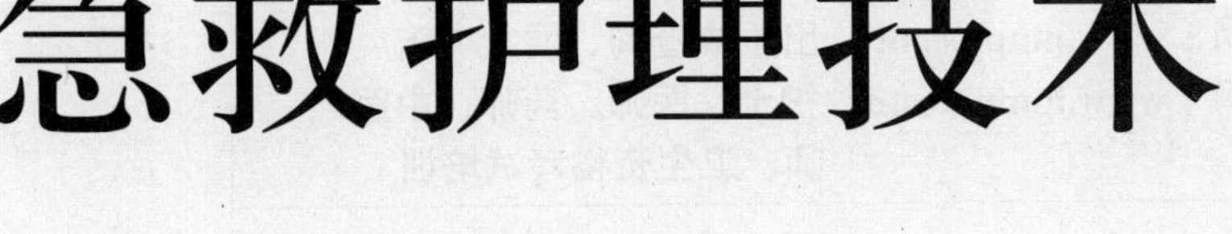
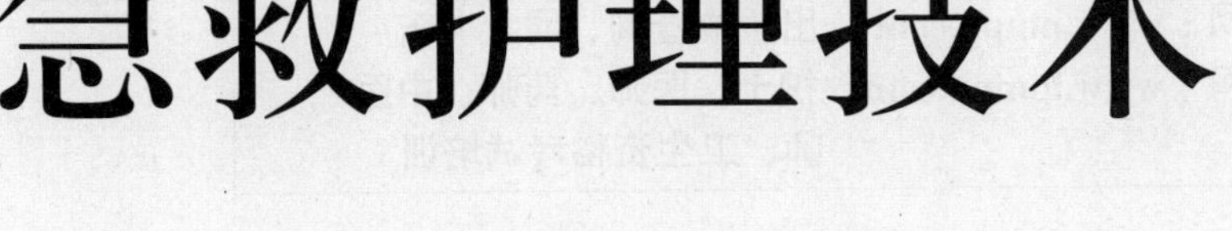

急救护理技术

主　编　李树东

副主编　余尚昆

编　者（以姓氏笔画为序）

万紫旭（河北省承德卫生学校）
李凤菊（黑龙江省卫生学校）
李树东（河北省承德卫生学校）
余尚昆（湖南省长沙市卫生学校）
周肖英（江苏省无锡卫生高等职业技术学校）
嵇焕成（山东省济南卫生学校）

人民卫生出版社

图书在版编目（CIP）数据

急救护理技术 / 李树东主编 . —北京：人民卫生出版社，2008.1

ISBN 978-7-117-09694-2

Ⅰ. 急…　Ⅱ. 李…　Ⅲ. 急救－护理－专业学校－教材
Ⅳ. R472.2

中国版本图书馆 CIP 数据核字（2007）第 196681 号

急救护理技术

主　　编：李树东
出版发行：人民卫生出版社（中继线 010-59780011）
地　　址：北京市朝阳区潘家园南里 19 号
邮　　编：100021
E -- mail：pmph @ pmph.com
购书热线：010-67605754　010-65264830
　　　　　010-59787586　010-59787592
印　　刷：北京机工印刷厂
经　　销：新华书店
开　　本：787 × 1092　1/16　　印张：10.75
字　　数：268 千字
版　　次：2008 年 1 月第 1 版　　2015 年 11 月第 1 版第 10 次印刷
标准书号：ISBN 978-7-117-09694-2/R · 9695
定　　价：18.00 元

出版说明

为贯彻"国务院关于大力发展职业教育的决定"等重要文件精神，卫生部、教育部于2006年3月调整并成立了第二届卫生职业教育教学指导委员会（简称第二届行指委）的工作范围和人员组成，以更好地指导卫生职业教育的发展。为了适应卫生事业发展改革对卫生职业人才的需求，第二届行指委领导和组织全国中等卫生学校对中等卫生职业教育6个专业7个门类的教学计划和教学大纲进行了调研、规划、组织编写、论证等工作，并报卫生部审定通过，于2007年5月正式颁布，由人民卫生出版社正式出版。卫生部教材办公室在卫生部、教育部的领导下，在第二届行指委的直接指导下，立足于更好地在卫生职业教育中体现职业教育的发展与改革趋势，组织全国百余家中等卫生学校，以新教学计划和教学大纲为依据，编写了全国中等卫生职业教育卫生部"十一五"规划教材。本套新一轮规划教材得到了各学校的大力支持和高度关注，它将成为新时期、新形势下大力发展卫生职业教育的重要基础和根本保障！

本轮教材的修订原则和特点为：①紧扣新教学计划和教学大纲进行编写，体现构建和谐社会对技能型、高素质劳动者的需求、教育部门的培养目标、卫生部门的用人要求的紧密结合。本轮教材的培养目标定位为：以服务为宗旨、以就业为导向、以岗位需求为标准，培养与我国社会主义建设要求相适应，与就业岗位要求相符合，为卫生事业发展服务的技能型的高素质劳动者。②体现"以就业为导向、以能力为本位，以发展技能为核心"的职教理念，理论知识强调"必需、够用"、符合中等卫生职业教育生源的特点和就业的需求；强化技能培养，包括专业技能、就业技能、创业技能。③体现统一性与灵活性的结合：护理专业、药剂专业教材采用模块化的课程结构，各学校可根据实际情况选择和组合教材模块，以培养特色化人才。强调"宽口径、重实用"的思路，优化课程结构，精选教学内容。"宽口径"是指覆盖面宽，力求使学生专业素质的内涵得到拓宽；"重实用"是教学内容要实际、实用，紧密联系工作岗位实际需要和执业资格考试、相关职业考试大纲的要求。各专业根据专业特点，在教材中设置了不同特色的图文框，对教学内容进行适当的拓宽或延伸，从而激发学生的学习兴趣、开拓学习视野。④体现优良传统与改革思想的融合：在上一轮教材的基础上，保持课程体系和内容的连贯性，修改不适应教学的环节、课程、内容，体现改革思路清晰、方向明确、途径成熟的专业教学理念。⑤体现卫生部规划教材的权威性、科学性、先进性、适用性、规范性。⑥体现服务于学习与教学的原则：本轮教材在书末设置了实践指导、教学大纲的内容，多数专业核心课程编写了配套教材和（或）配套光盘。

本套新一轮规划教材包括公共基础课程、医学基础课程、6个专业7个门类的专业课程、选修课程共108种教材。其他未修订专业的教材如各校仍开设该专业，可继续使用原教材。

卫生职业教育教学指导委员会
卫 生 部 教 材 办 公 室
人 民 卫 生 出 版 社
二OO七年十二月

第二届　卫生职业教育教学指导委员会

全国中等卫生职业教育卫生部“十一五”规划教材

目 录

总序号	适用专业	分序号	课程名称	版次	主编
1	中等卫生职业教育各专业	1	语文应用基础	2	于叔杰 张谷平
2	中等卫生职业教育各专业	2	数学应用基础	2	张守芬 林虹伟
3	中等卫生职业教育各专业	3	英语应用基础	2	孙国棣 赵 旦
4	中等卫生职业教育各专业	4	物理应用基础	2	宋大卫
5	中等卫生职业教育各专业	5	医用化学基础	2	黄 刚
6	中等卫生职业教育各专业	6	信息技术基础	2	关中辉
7	中等卫生职业教育各专业	7	体育与健康	1	张庆霞
8	中等卫生职业教育各专业	8	病理学基础	2	王志敏
9	中等卫生职业教育各专业	9	病原生物与免疫学基础	2	吕瑞芳
10	中等卫生职业教育各专业	10	解剖学基础（包括系解和组胚）	2	王怀生 李 召
11	中等卫生职业教育各专业	11	生理学	2	彭 波 李茂松
12	药剂、医学检验	12	解剖生理学基础	2	王维智 蒋劲涛
13	中等卫生职业教育各专业（医学检验专业除外）	13	生物化学	2	车龙浩
14	护理	1	妇产科护理	2	刘文娜
15	护理	2	口腔临床护理	1	葛嫄丰
16	护理	3	口腔美容及预防保健	1	范珍明
17	护理	4	重症监护技术	1	刘旭平
18	护理	5	重症监护仪器使用与维护	1	王 懿
19	护理、助产	6	儿科护理	2	叶春香
20	护理、助产	7	护理学基础	2	李晓松
21	护理、助产	8	急救护理技术	2	傅一明
22	护理、助产	9	健康评估	1	张淑爱
23	护理、助产	10	内科护理	2	金中杰 林梅英
24	护理、助产	11	社区护理	2	陈锦治
25	护理、助产	12	外科护理	2	严鹏霄 王玉升
26	护理、助产	13	心理与精神护理	2	李丽华
27	护理、助产、涉外护理	14	护理礼仪	2	耿 洁
28	护理、助产、涉外护理	15	老年护理	2	张小燕
29	护理、助产、涉外护理	16	人际沟通	2	张书全
30	护理、助产、涉外护理	17	五官科护理	2	李 敏
31	护理、助产、涉外护理	18	药物应用护理	2	姚 宏
32	护理、助产、涉外护理	19	中医护理	2	申惠鹏
33	护理、涉外护理	20	护理专业技术实训	1	张美琴

总序号	适用专业	分序号	课程名称	版次	主编
34	涉外护理	1	儿科护理	1	于海红
35	涉外护理	2	妇产科护理	1	包小兰
36	涉外护理	3	护理学基础	1	邵阿末
37	涉外护理	4	护理英语	1	刘国全
38	涉外护理	5	急救护理技术	1	李树东
39	涉外护理	6	健康评估	1	夏惠丽
40	涉外护理	7	内科护理	1	马秀芬 孙建勋
41	涉外护理	8	社区护理	1	徐国辉
42	涉外护理	9	外科护理	1	谭 进 周 静
43	涉外护理	10	心理与精神护理	1	杨 萍
44	涉外护理	11	英语国家概况	1	黄宁益
45	助产	1	产科学及护理	2	薛 花 程瑞峰
46	助产	2	妇科护理	1	李晋爱
47	助产	3	母婴保健	2	杨玉杰
48	助产	4	遗传与优生学基础	2	周德华
49	口腔工艺技术	1	口腔固定修复工艺技术	2	黄强生
50	口腔工艺技术	2	疾病学基础	1	吴增春
51	口腔工艺技术	3	可摘义齿修复工艺技术	2	米新峰 农一浪
52	口腔工艺技术	4	口腔工艺设备	1	李新春
53	口腔工艺技术	5	口腔疾病概要	2	毛珍娥
54	口腔工艺技术	6	口腔解剖学	1	肖希娟
55	口腔工艺技术	7	口腔生理学	2	李华方
56	口腔工艺技术	8	口腔工艺技术材料学基础	2	杨家瑞
57	口腔工艺技术	9	口腔医学美学基础	2	肖 云
58	口腔工艺技术	10	口腔预防保健基础	2	李耀峰
59	口腔工艺技术	11	口腔正畸工艺技术	2	杜维成
60	口腔工艺技术	12	口腔组织及病理学基础	1	刘 影
61	药剂	1	常用制剂技术与设备	1	江 丰
62	药剂	2	天然药物化学基础	2	王天玲
63	药剂	3	天然药物学基础	2	李建民
64	药剂	4	无机与分析化学基础	1	石宝珏
65	药剂	5	药剂学	2	高 宏
66	药剂	6	药理学与药物治疗学基础	1	张 庆
67	药剂	7	药品市场营销学	2	钟明炼
68	药剂	8	药事管理学	2	寇建民
69	药剂	9	药物分析	2	牛彦辉
70	药剂	10	药物化学基础	2	王玮瑛
71	药剂	11	药用植物学基础	1	潘凯元
72	药剂	12	医药企业经营与管理	1	王捧英
73	药剂	13	医药商品学	1	艾尔肯・依布拉依木
74	药剂	14	医院药学概要	1	彭丽红
75	药剂	15	制药工艺基础	1	李淑清

总序号	适用专业	分序号	课程名称	版次	主编
76	药剂	16	制药过程与设备	1	姜爱霞
77	药剂	17	中药调剂与制剂技术	1	高荣哲
78	药剂	18	中药鉴定技术	1	邹丽焱
79	药剂	19	中药炮制技术	1	马　光
80	药剂	20	中医药学概论	1	李　莉
81	药剂、医学检验	21	有机化学	2	曾崇理
82	药剂、医学检验、口腔工艺技术	22	疾病概要	2	刘昌权
83	医学检验	1	分析化学	2	谢庆娟
84	医学检验	2	寄生虫检验技术	2	尹燕双
85	医学检验	3	临床检验	2	安　艳 赵　平
86	医学检验	4	免疫检验技术	2	鲜尽红
87	医学检验	5	生物化学检验技术	2	沈岳奋
88	医学检验	6	生物化学	2	李月秋
89	医学检验	7	微生物检验技术	2	郭积燕
90	医学检验	8	无机化学	2	丁秋玲
91	医学影像技术	1	X线摄影化学及暗室技术	2	吕文国
92	医学影像技术	2	X线物理与防护	2	李迅茹
93	医学影像技术	3	超声诊断学	2	夏国园
94	医学影像技术	4	电工与电子技术	2	赵笑畏
95	医学影像技术	5	疾病概要	2	任光圆 刘更新
96	医学影像技术	6	医学影像设备	2	冯开梅
97	医学影像技术	7	影像技术学	2	李　萌 陈本佳
98	医学影像技术	8	影像诊断学	2	李海鹰 王　蒙
99	中等卫生职业教育各专业选用	1	就业与创业指导	2	温树田
100	中等卫生职业教育各专业选用	2	美育	2	汪宝德
101	中等卫生职业教育各专业选用	3	青少年心理健康	1	盛秋鹏
102	中等卫生职业教育各专业选用	4	社会学基础	2	刘叔疆
103	中等卫生职业教育各专业选用	5	卫生法律法规	2	王　峰
104	中等卫生职业教育各专业选用	6	心理学基础	2	肖　丹
105	中等卫生职业教育各专业选用	7	医学伦理学	1	曾繁荣
106	中等卫生职业教育各专业选用	8	营养与膳食指导	2	刘　锜
107	中等卫生职业教育各专业选用	9	职业道德与职业生涯规划	1	谈玲华
108	中等卫生职业教育各专业选用	10	中医学基础	2	刘全生

前　言

为贯彻落实中等卫生职业教育涉外护理专业新颁四年制教学计划和教学大纲，适应我国中等卫生职业教育改革和发展的需要，在卫生部科教司、卫生职业教育教学指导委员会中职研究会的领导下，我们编写了这本《急救护理技术》教材。

本教材的编写以涉外护理专业四年制新颁教学计划和教学大纲为依据，充分体现“以服务为宗旨、以就业为导向、以能力为本位、以发展技能为核心”的卫生职业教育理念，理论知识强调“必需、够用”，符合中等卫生职业教育生源的特点和就业的需求，强化技能培养。教材内容以毕业生能通过我国护士执业考试及并能体现涉外护理的特点为标准。编写坚持“三基”（基本理论、基本知识、基本技能）、“三特”（特定对象、特定要求、特定限制）、“四新”（新理论、新知识、新技术、新方法）、“五性”（科学性、先进性、思想性、启发性、实用性）的原则。

为了便于学生学习，在每章前均有学习目标，章后附有复习题。本教材供涉外护理专业四年制学生使用，教学内容中的关键术语为英汉对照，并在文中插有英文小贴士，以加强学生专业英语的学习和对知识的巩固与拓展。第五章心脏骤停与心肺脑复苏内容增加了2005年新标准。

本教材的编者均是来自全国设有涉外护理专业的中等卫生学校教学一线的中青年骨干教师，有着丰富的教学经验，在编写过程中尽最大努力，反复进行斟酌、修改，但限于时间和水平，仍难免有不妥之处，在此恳请各校师生给予及时批评、指正。

本教材在编写过程中得到了编者所在学校领导的大力支持，谨在此深表谢意！

李树东

2008年1月

目　录

第一章　绪　论

Chapter 1　Introduction

学习目标

1. 掌握急救护理的范畴。
2. 熟悉急诊医疗服务体系的组成和任务。
3. 了解急救护理的形成和发展。

随着急诊医疗服务体系（emergency medical service system, EMSS）的形成和发展，急救护理（emergency nursing ）也逐渐成熟并随之发展。同时，现代医学的进步使医疗理论与实践领域不断扩大，诊疗方法、诊疗仪器和技术手段的发展给护理工作提出了许多新的课题，促使护理理论和技术不断提高，急救护理技术（emergency nursing techniques）的应用对于提高护理工作效率和抢救成功率，降低死亡率、致残率等起着重要的作用。护士在承担监测、护理、治疗和急救（first aid）任务时，除了必须掌握基础护理操作技术外，还要更多地掌握许多特殊技术的操作。

Emergency Nursing is a nursing specialty in which nurses care for patients in the emergency or critical phase of their illness or injury. While this is common to many nursing specialties, the key difference is that an emergency nurse is skilled at dealing with people in the phase when a diagnosis has not been made and the cause of the problem is not known.

第一节　急救护理的形成和发展

Forming and Developing of Emergency Nursing

急救护理是急诊医学（emergency medicine）重要的组成部分，是研究各种急性病、急性创伤、慢性病急性发作及危重病人的抢救与护理的综合性应用学科，是护理学的重要分支，与临床各专科护理既有密切联系，又有其独立性；既有其专门性，又有其综合性。

现代急救护理的起源可追溯到 19 世纪的南丁格尔（F. Nightingale）时代，到了 20 世纪 50 年代初世界上出现了用于监护呼吸衰竭病人的最早的重症监护病房（intensive care unit, ICU）。至 20 世纪 60 年代，随着电子设备的发展，使急救护理技术进入了有抢救设备配合的新阶段。从 20 世纪 70 年代开始形成了急救医疗服务体系（EMSS）。

我国在 20 世纪 50 年代，各医院就出现了将危重病人集中在危重病房进行观察和护理。20 世纪 70 年代成立了心脏监护病房（cardiac care unit, CCU），我国卫生部于 1980 年 10 月颁发了“加强城市急救工作”的文件；1983 年颁发了“城市医院急诊室（科）

建立方案”，要求城市综合性医院要设立急诊科（emergency department），北京和重庆正式成立急救中心（emergency center）；1986 年 11 月通过了《中华人民共和国急救医疗法》。目前，全国各大、中城市的综合医院和某些专科医院都设置了急诊科（室），许多城市成立了急救中心，建立了三级急救网络。国家教育部将《急救护理学》确立为护理学科的必修课程。

随着急诊医学的发展，急救护理的发展也成为时代的要求，急救护理水平和质量也有了极大的提高，急救护理在急诊医疗服务体系中起着重要作用。

第二节　急救护理的范畴

Category of Emergency Nursing

随着急诊医学的发展和仪器设备的不断更新，急救护理的范畴也在不断扩大，从最初的战伤外科急救护理扩大到目前的院外急救、危重病急救、创伤急救、急性中毒、复苏学、灾难急救、急诊医疗服务体系、急救护理教育、科研和人才培训等。

（一）院外急救

院外急救（prehospital emergency）有时也称初步急救，是指急、危、重症伤病员进入医院以前的急救，包括现场急救和途中急救。现场的最初目击者首先给病人进行必要的初步急救，现场急救主要是依靠具有初步现场急救知识与技能的公民来完成。对伤病员进行有效的基础生命支持和基础创伤生命支持，可大大提高急诊病人的存活率和治愈率。因此，向广大公众进行急救知识和操作的培训是急诊医务工作者的重要任务之一。

院外急救首先应建立有效的循环和呼吸，再视病、伤情况和现有条件采取输液、止血、止痛、包扎、固定、解毒等救治措施；通过各种通讯联络工具向急救中心或医院呼救并通报病人病情，在转送途中连续监护，并作必要的治疗、护理，为病人继续治疗争取时间。

（二）院内救护

院内救护（in-hospital emergency）是院外救护的延续，是指院内急诊科的医护人员接收各种急诊病人，对其进行抢救治疗和护理，并根据病情变化对病人做出出院、留院观察、立即手术、收住专科病房或重症监护病房的决定。

（三）重症监护

重症监护作为急救护理的重要组成部分，是指受过专门培训的医护人员，在配备有先进监护设备和急救设备的重症监护病房（ICU）中对继发于多种严重疾病或创伤的复杂并发症（如急性器官损害）进行全面监护及治疗。

（四）灾难救护

是指对自然灾难（如地震、洪水、台风、雪崩、

An intensive care unit, or ICU, is a specialized section of a hospital that provides comprehensive and continuous care for persons who are critically ill and who can benefit from treatment. The purpose of the intensive care unit (ICU) is simple even though the practice is complex. Health care professionals who work in the ICU or rotate through it during their training provide around-the-clock intensive monitoring and treatment of patients seven days a week. Patients are generally admitted to an ICU if they are likely to benefit from the level of care provided. Intensive care has been shown to benefit patients who are severely ill and medically unstable—that is, they have a potentially life-threatening disease or disorder.

泥石流、虫害等）和人为灾难（如交通事故、化学中毒、放射性污染、环境剧变、流行病和武装冲突等）所造成的人员伤害进行的救护。

（五）急救护理的教学、科研和管理

提高急救护理人员的专业技术水平，是发展我国急救事业的一个重要举措。要有目的、有计划、不失时机地进行急救护理人才的培养。加强急诊急救护理工作的管理、科学研究和情报交流工作，使急救护理学教学-科研-实践紧密结合。促进人才培养，提高学术水平。

第三节 急诊医疗服务系统

Emergency Medical Service System

随着社会组织结构的多样化、交通事业的发展、老年人口增加等因素的出现，意外事故所致创伤，心、脑血管急症发病率以及其他急、危症发病率都在增高。依靠陈旧的方式，由家属或急救站送病人上医院急诊室已经不能适应现在的需要。急诊医疗服务体系改变了这一陈旧方式，在事故现场或发病之初即对伤病员进行初步急救，然后用配备急救器械的运输工具，把他们安全快速护送到医院急诊室接受进一步抢救和诊断，待其主要生命体征稳定后再转送到重症监护病房（ICU）或专科病房，这种把院外急救、院内急救和加强监护治疗三部分有机联系起来，以更加有效地抢救危重伤病员为目的的系统，即称为急诊医疗服务体系（EMSS）。EMSS的健全与否，急救效率和质量的高低，不仅反映一个国家、地区或医院的管理水平，也是反映其医疗技术水平的重要标志。

An EMSS is a service system providing out-of-hospital acute care and transport to definitive care. The most common and recognized EMSS type is an ambulance organization. In some places, an EMSS organization may also be called a first aid squad, emergency squad, rescue squad. The aim of EMSS is to provide treatment to those in need of urgent medical care, with the goal of either satisfactorily treating the malady, or arranging for timely removal of the patient to the next point of definitive care. This is most likely an emergency department at a hospital or another place where physicians are available. In some jurisdictions, EMSS units may handle technical rescue operations such as extrication, water rescue, and search and rescue.

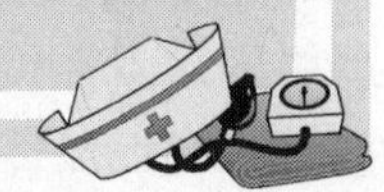

一、急诊医疗服务体系的组织和急救医疗网络的形成

EMSS由院外急救、医院急诊科（室）救治、重症医疗病房救治三个部分组成，三者既有明确分工又相互密切联系，形成了一个有机的整体，为各种急、危、重症病人提供快速而有效的急救医疗服务。

（一）建立健全急救医疗指挥系统

指挥系统为常设机构，负责本地区急救工作的领导、指挥协调。指挥系统应由一名干部负责组织领导，由有关部门人员组成，其具体急救工作则由卫生行政部门负责组织执行。

（二）建立城市三级急救医疗网络

整个城市应有一个负责通讯、协调和指挥急救工作的中心（或急救站），根据本地区的地理特点和人口分布情况，划分若干区。每区设分中心或分站，并组织全市有条件的医院成为网络（急救网），分担各有关地区的急救和急诊任务。这样就大大缩短了抢救半径，提高抢救效率。一般一级急救网络由城市一级社区医院和乡镇卫生院组成，可收治一般伤病者；二级急救网络由区、县级医院组成，可收治较重的伤病者；三级急救网络由市级综合医院和教学医院组成，收治病情危重且较复杂的伤病者。

二、急诊医疗服务体系的管理

EMSS 的建立、健全不单是技术问题，更主要的是组织工作的问题，因而需切实加强对急诊医疗服务体系（EMSS）的管理和领导。

（一）院外急救

院外急救包括现场急救和途中救护，院外急救得当能争取关系到病人生存的关键时间，为医院急诊科或 ICU 病房进一步急救创造有利条件。因此，加强院外急救管理是培养一支抢救质量高效的急救队伍的基础。

1．有灵敏的通讯和布局合理的急救网络。

2．有一支管理业务好、施救技术精良的急救队伍。

3．备有性能良好的救护车（ambulance）和急救设备。

（二）急诊科的管理

急诊科的管理包括急诊医疗行政管理、急诊医疗质量管理、人才资源管理、急诊信息管理、急诊医疗经济学、急诊计算机运用等方面。具体如制定急诊范围，急诊医疗各种规章制度包括首诊负责制、急诊抢救医疗常规、急诊医疗流程和工作程序，急诊病例资料管理，急诊病人咨询与投诉管理，急诊医疗事故差错及其防范，急诊科的安全保卫，涉及法律问题的伤病员的处理办法，急诊医疗成本与效益等。

（三）重症监护室管理

为了确保 ICU 工作能高效地运转，提高危重症病人救治成功率，就必须制定一整套严格的规章制度，包括 ICU 工作制度、医护人员查房制度、护士执行医嘱和护理工作制度、消毒隔离制度、交接班制度、病史记录制度、业务学习制度、会诊制度、疑难或死亡病例讨论制度、药品和器械管理制度及各级工作人员职责等。各种规章制度的制定应根据各医院的实际情况和 ICU 的功能定位而定，ICU 内的工作人员都必须自觉遵守各项规章制度，并互相督促，齐心协力做好本职工作。

三、急诊医疗服务体系的任务

从院外急救的初步救护到抢救危及生命的各种危象，均是 EMSS 的任务。

1．承担破坏性大、群体受伤较重的自然或人为灾害所导致的受害者的抢救和减轻伤亡程度的任务。

2．研究如何把急救医疗措施快速、及时、有效地送到病员身边或灾害现场的组织管理方法。

3．研究如何普及急诊医学知识、提高医疗质量、培训急救专业人才的方法和途径。

4．研究急诊医学的学术课题。

（李树东）

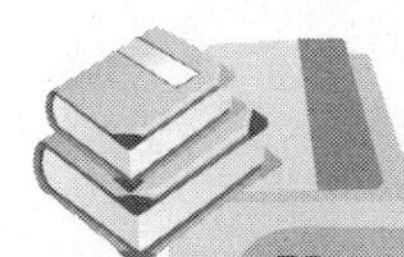

Key words

emergency / iˈməːdʒnsi / n. 紧急情况，突然事件，非常时刻
medical / ˈmedikəl / adj. 医学的
system / ˈsɪstəm / n. 系统
service / ˈsəːvis / n. 服务
emergency medical service system, EMSS/ iˈməːdʒənsi ˈmedikəl ˈsəːvis ˈsɪstəm / 急诊医疗服务体系
nursing / ˈnəːsiŋ / n. 护理
emergency nursing / iˈməːdʒənsi ˈnəːsiŋ / 急救护理
technique / tekˈniːk / n. 技术，操作(法)
emergency nursing technique / iˈməːdʒənsi ˈnəːsiŋ tekˈniːk / 急救护理技术
medicine / ˈmedsin, -disin / n. 药，医学，内科学，内服药
emergency medicine / iˈməːdʒənsi ˈmedisin / 急诊医学
cardiac / ˈkɑːdiæk / adj.心脏的
cardiac care unit, CCU / ˈkɑːdiæk kɛə ˈjuːnɪt / 心脏监护病房
department / dɪˈpɑːtmənt / n. 部门
emergency department / iˈməːdʒənsi diˈpɑːtmənt / 急诊室
emergency center / iˈməːdʒənsi ˈsentə / 急救中心
prehospital / prihɔspitl / adj. 院前的，院外的
prehospital emergency / prihɔspitl iˈməːdʒnsi / 院外急救
ambulance / ˈæmbjuləns / n. 救护车

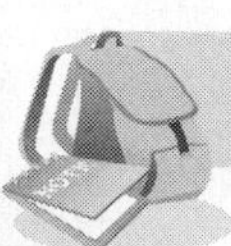

复习题

【名词解释】

1．急救护理
2．EMSS

【填空题】

1．院外急救包括（　　　　）和（　　　　）。
2．EMSS 由（　　　）、（　　　）、（　　　）三部分组成。

【问答题】

1．简述急救护理的范畴。
2．简述院外急救的含义。
3．急诊医疗服务体系的任务是什么？

第二章　院外急救护理

Chapter 2　Prehospital Emergency Nursing Care

学习目标

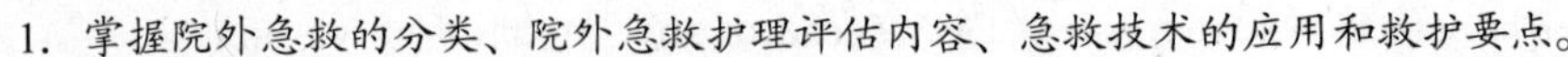

1. 掌握院外急救的分类、院外急救护理评估内容、急救技术的应用和救护要点。
2. 掌握常用专业术语的英文表达。
3. 熟悉院外急救的特点、任务、原则和转运与途中监护。

院外急救（prehospital emergency）是指对遭受各种危及生命的急性病、创伤、中毒、灾难事故等病人从现场到送达医院之前进行的紧急救护。其目的是争取时间和挽救病人生命。院外急救有广义和狭义之分，广义院外急救既可是医疗单位闻讯后赶赴现场的救治活动和行为，也可是经过心肺复苏（cardiopulmonary resuscitation, CPR）等普及培训教育的红十字卫生员、司机、交通警察以及其他人的救治活动。狭义院外急救则专指有通讯、运输和医疗基本要素所构成的专业急救（first aid）机构进行的医疗救治活动。广义与狭义的概念主要区别在于有否公众参与。我国著名急救医学专家李宗浩认为急救应实现“四化”，即急救社会化、结构网络化、抢救现场化、知识普及化。

第一节　概　　述

Overview

一、院外急救的性质

院外急救是整个急诊医疗服务体系（EMSS）的一个子系统，是急救过程中的重要一环。快速有效的院外急救对维护病人生命，减少院外病人的伤残率和降低死亡率非常重要。在日常生活和工作中，人们都有发生突发性疾病或遭受意外伤害的可能，心脏骤停（cardiac arrest）、窒息、张力性气胸、开放性气胸、外伤大出血、骨折、休克等，瞬间处理不当就会直接威胁生命或加重损伤，尤其是对心脏骤停的病人，相差几分钟就关系到病人的生死存亡。如心肌梗死病人有40%～50%因得不到现场救治会在最初数小时内死亡，严重交通事故伤有2/3以上在发生事故的25分钟内可因得不到及时救治而死亡。尽管院外急救是暂时的、应急的，但如果没有院外急救争取到的这关键几分钟，医院内设备再好，医生的医术再高明，病人也难以起死回生。

院外急救也是整个城市和地区应急防御功能的重要组成部分，随着各类自然灾害及人为事故的不断发生，往往会造成大量的人员伤亡，需要包括医疗救护、消防、交通、公安等组成的城市应急防御体系共同救援，才能将人员伤亡和财产损失降到最低。

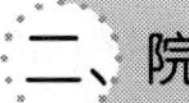

二、院外急救的特点

院外急救的任务不完全等同于医院急诊科的急救，在地点、时间、环境和病人对医疗服务要求等方面有许多不同，有其自身的特殊性。

（一）随机性强、突发性强

病人随时呼救，病种多样，而且多为人们预料之外的突然发生的灾害性事件中出现的伤员或病人，有时少数，有时成批。因此，要求救护人员能对急救的理论知识及操作技术有全面的掌握。

（二）时间紧迫

一有呼救立即出动，一到现场立即展开抢救或运送，充分体现了“时间就是生命”的紧迫性。突发性灾害事故后，病人病情复杂者、危重者多，不少病人及家属心理上十分焦虑和恐惧，因此要求救护人员必须具备良好的心理素质，做到沉着、冷静、果断。

（三）流动性大

院外急救系统平时在急救医疗服务区域内活动，而急救地点可以散在于所辖的任何街道、工厂、学校及居民点。当发生重大突发性灾害事故时，还可能跨市、跨区进行增援。

（四）灵活性强

重大灾害发生后，伤员往往成批出现且伤情复杂，常会出现抢救器材、药品和转运工具不足的情况，因此需要灵活机动地寻找代用品，就地取材获得绷带、夹板、担架等，否则就会丢掉抢救时机，给伤员及病人造成不可挽救的后果。

（五）急救环境条件差

院外急救有时在事故现场，有时在路边及转运途中，光线、噪声、震动等会对听诊、注射用药、吸痰及生命体征的监测带来困难。因此要求抢救人员在抢救过程中要冷静、细心。

（六）对救护人员要求高

当灾害发生时伤员往往种类多，伤情重，一个病人可能发生多个系统，多个器官同时受累的情况，抢救人员须在短时间内完成初步诊断和紧急处理，因此需要具有丰富的医学知识、过硬的技术才能成功完成急救任务。

（七）对症治疗为主

院外急救因无充裕的时间和良好的条件作明确的医疗诊断或鉴别诊断，只能以对症治疗为主。

（八）体力劳动强度大

现场急救有时要上下楼搬运病人，有时要弃车步行，运送途中还要不断观察病人的病情，均需付出较大的体力劳动。

三、院外急救的任务

（一）平时对呼救病人的院外急救

这是主要和经常性的任务。负责院外急救的工作人员接到病人的紧急呼救后立即通知相关部门，医护人员应携带必需的医疗器械和药品以最快速度赶赴现场。呼救病人一般分为两种类型。

1．短时间内有生命危险的病人　称为危重病人或急救病人，如心肌梗死、急性气道阻塞、严重创伤、休克等。此类病人约占呼救病人的10%～15%，其中进行就地心肺复苏的特重病人＜5%。此类病人必须进行现场抢救，目的在于挽救病人的生命或维持其生命体征。

2．病情紧急但短时间内无生命危险的病人　称为急诊（emergency call）病人，如骨折、重症哮喘、急腹症、高热等病人。此类病人约占呼救病人的85%～90%，现场处理的目的在于稳定病情、减轻痛苦和避免并发症的发生。

（二）灾难或战争时对遇难者的院外急救

对遇难者除应做到平时急救要求外，还需要与现场的其他救灾系统如消防、公安等部门紧密配合，同时注意救护者的自身安全。若遇特大灾害或因战争有大批伤员时，应结合实际情况执行有关抢救预案，加强伤员的分类和现场救护，并合理分流运送。

（三）特殊任务的救护值班

遇有大型集会、重要会议、国际比赛等特殊活动时，要设立临时急救中心，执行此项任务的人员要求加强责任心，严防擅离职守，一旦发生意外，随时行动，快速处理。

（四）急救知识的普及教育

院外急救的成功率不仅取决于院外急救人员的医疗救护水平、出动是否及时，还与公众的自我保护意识、自救与互救的能力密切相关。为了提高全民的急救意识，平时可通过各种媒体对公众普及急救知识，开展有关现场急救及心肺复苏的教育，使急救的初期技术从专业领域的医务人员扩大到社会人员，从而达到提高院外急救成功率的目的。

四、院外急救的原则

院外急救总的任务是采取及时有效的急救措施和技术，最大限度地减少伤病员的痛苦，降低致残率，减少死亡率，为医院抢救打好基础。经过院外急救能存活的伤病员优先抢救，这是总的原则。为了更好地完成急救任务，对院外创伤病人还必须遵守以下原则：

（一）优先抢救生命

当遇有心跳呼吸骤停又有骨折者，应首先应用口对口人工呼吸和胸外心脏按压等技术使心肺脑复苏，直到心跳呼吸恢复后，再进行固定骨折。

（二）先止血后包扎

是指遇到大出血又有创口者，首先立即用指压、止血带或药物等方法止血，接着再消毒创口进行包扎。

（三）先重伤后轻伤

是指同时遇到垂危的和较轻的伤病员时，应优先抢救危重者，后抢救较轻的伤病员。

（四）先救治后运送

过去遇到伤病员，多数是先送后救，这样常耽误了抢救时机，致使不应死亡者丧失了性命。现在应把它颠倒过来，先救后送。并且在送伤病员到医院途中，不要停止抢救措施，继续观察病情变化，少颠簸，注意保暖，平安到达目的地。

（五）急救与呼救并重

是指在遇到成批伤病员时，又有多人在现场的情况下，要紧张而有序地分工合作，急救和呼救可同时进行，以较快地争取到急救外援。

（六）搬运与医护的一致性

过去在搬运危重伤病员时，搬运与医护工作从思想和行动上有分家现象。搬运是由交通部门负责，途中医护由卫生部门来协助。在许多情况下，协调配合不好，途中应该继续抢救却没有得到保障，结果增加了伤病员不应有的痛苦和死亡。医护和抢救应在任务要求一致、步调协调一致、完成任务的指标一致的情况下进行。这样在运送危重伤病员时，就能减少痛苦，减少死亡，安全到达目的地。

根据大量急救实践，急救人员越早对伤病人员进行施救，伤病人员的存活率就越高。①最佳急救期：伤后 12 小时内；②较佳急救期：伤后 12～24 小时内；③延期急救期：伤后 24 小时以后。

五、院外急救组织体系

（一）急救指挥系统

医学急救是国家防灾减灾大系统中的重要组成部分，急救指挥系统从中央到地方，应是统一规划建设、统一指挥运作的系统，是群众急救普及化、区县急救网络化和医院急救专业化的核心。全国中央急救指挥中心是最高指挥部，下设省、市、区（县）指挥系统。省、自治区、直辖市必须建立急救中心，掌握急救信息，负责抢救、监护、外出急救、承担培训和科研等工作。县以上地区要由当地卫生行政管理部门，在政府领导下负责统一指挥本地区的急救医疗工作，实行三级急救医疗体制，组成本地区的急救医疗网。在紧急情况下应能迅速地完成指挥、派遣、协调及安全护送等任务。

In China there were only 102 emergency centers (first aid stations) in 1991, and now the number reaches 290. Some of emergency centers (first aid stations) in municipalities, provincial cities and some developed areas have primary scale. Some fast developing emergency centers (first aid stations) not only increase invest on medical equipment, but also pay more attention to the cultivation of professional personnel, the construction of emergency network and the cooperation with hospitals. They also establish close links with police, fire fighting and traffic department, and take conjoint rescue for injuries (patients) during accidents. In recent years, emergency centers (first aid stations) played important roles in rescuing critical and emergency patients during disasters and incidents. They contribute to ensuring people's lives and safety, and become an un-replaceable strength in emergency career.

（二）社会急救系统

1．社会各部门或单位　接到急救求援信号后，必须从人力、物力、财力上给予援助，广大群众对各种场所发现的急、危、重病人，都有义务予以急救，送往医疗单位或向急救部门呼救。

2．普及急救知识　为了让群众懂得急救的重要性，克服院外急救人力物力缺乏的弱点，使伤员在未到医院前就能得到妥善的处理，降低死亡率，普及急救知识是当务之急。医学院校要开设急救医学专业课，普通学校应开设卫生课，普及急救知识。各地政府和红十字会组织要对红十字会员、消防人员、警察、司机和乘务员以及饮食行业服务人员，进行现场初级救护技术的培训。

第二节 院外急救护理

Prehospital Emergency Nursing Care

当病人突患急病或遭受意外伤害时，救护人员赶赴现场，利用所携带的医疗器械、设备、物品及药物对病人立即展开救护，以达到保全病人生命、防止病情恶化以及为进一步救护赢得时间的目的。在急救现场，救护工作应遵循一定的程序，做到忙而不乱，稳中求快，由护士配合医生共同完成救护任务。主要护理工作包括：①对伤情的快速准确评估；②必要护理措施的果断实施；③对病人进行安全转运和进行途中监护。各个环节紧密衔接，构成了院外急救护理的基本程序。

一、现场评估

院外急救的基本原则是先救命后治病，医护人员抵达现场后，首先应向病人或目击者简明地询问病史及发病过程，同时迅速而果断地处理直接威胁病人生命的伤情或症状，然后迅速对病人进行全身体检。进行体检时，原则上尽量不要移动病人的身体，尤其对不能确定伤情的创伤病人，移动病人有时可能加重伤情。体检顺序：①测量病人的生命体征，确定病人的意识状态；②观察病人的一般情况，如语言表达能力、四肢活动状况及病人对伤情的耐受程度；③应用基本物理检查方法对病人全面体检，依次从头、颈、胸、腹、脊柱、四肢进行检查。

（一）生命体征

1．神志及瞳孔　检查病人的意识状态（清醒、嗜睡、意识模糊、昏睡、昏迷）。观察瞳孔是否等大等圆，是否固定，对光反射是否灵敏。有无压眶或角膜反射。如双侧瞳孔散大并伴有对光反射消失为濒死状态的表现，如瞳孔不等大且伴有对光反射减弱或消失以及神志不清，往往为脑功能损害的表现。

2．血压　常规测量肱动脉压，判断病人血压是否正常，如病人双上肢受伤，应测量腘动脉血压，其压力值比上肢动脉压高20～30mmHg（2.6～4.3kPa）。血压过高需立即控制，血压过低提示可能有大量出血或休克存在。

3．脉搏　检查桡动脉或颈动脉是否有搏动，并注意频率和节律。病人的脉搏微弱或触摸困难与心脏活动和血容量有直接关系。如触不到桡动脉搏动，提示收缩压降至80mmHg以下；如触不到颈动脉搏动，提示收缩压下降至60mmHg以下。

4．呼吸　检查病人有无呼吸，观察其呼吸速率、节律和深浅度是否正常，有无呼吸困难、被动呼吸体位及发绀等情况。

5．体温及末梢循环　可直接用手触摸病人皮肤感受病人体表温度，有无皮肤湿冷、发凉等表现。观察病人肢体末梢色泽，有无苍白、发绀或花纹出现。肢端湿冷或皮肤出现花纹提示微循环不良，是休克的征兆。

（二）全身检查

1．头部体征

（1）眼：观察病人眼球及晶状体是否正常，有无结膜充血、角膜异物，视物能力如何。

（2）口：观察口唇皮肤完整性，口唇有无发绀；口腔内有无出血、呕吐物、异物及脱落的牙齿，如有应及时清除，以防堵塞呼吸道；观察病人的呼吸有无异味。

（3）鼻：观察病人鼻的外形是否完整，鼻腔是否通畅，有无呼吸气流，有无血液或脑脊液流出。

（4）耳：观察病人耳廓是否完整；耳道中有无异物，有无血液或脑脊液流出；病人听力是否正常。

（5）头颅：检查病人的头皮有无伤口、血肿；病人的颅骨是否完整，有无变形。

2．颈部体征　观察病人颈部有无损伤、出血、血肿，颈后有无压痛点。检查时应注意动作轻柔，避免加重损伤。

3．胸部体征　检查锁骨有无隆起或变形，并可适当加压以确定是否有骨折存在。检查胸部有无创伤、出血，有无开放性损伤及反常呼吸运动。询问是否存在胸痛及疼痛的性质。

4．腹部体征　检查病人腹部有无膨隆、包块、创伤及出血，腹式呼吸是否存在。腹壁有无压痛、反跳痛、腹肌紧张。

5．脊柱体征　对于急性创伤病人，在未明确是否存在脊髓损伤的情况下，切不可盲目搬动病人。检查时，用手平伸向病人后背，自上向下触摸，检查脊柱及两侧软组织有无压痛、肿胀、畸形。

6．骨盆体征　两手分别放在病人髋部两侧，轻轻施加压力，检查有无疼痛和骨折。观察外生殖器有无损伤。

7．四肢体征　有无畸形、肿胀、疼痛，关节活动是否正常；触摸动脉搏动，观察皮肤颜色、温度及末梢循环情况，注意双侧对比。

对病人的病情评估应迅速、准确，动作轻柔，并根据病情、症状、体征进行有重点的体格检查。检查中，要随时处理直接危及病人生命的症状和体征。

（三）病人分类

通过检查，一般可将病人分成以下四种情况：

1．轻度患者　指病情较轻，病人清醒，对检查能够配合并反应灵敏，经门诊或手术处理后即可回家休养而不需住院者，如皮肤挫伤、小面积烧伤、关节脱位等。此类病人佩戴绿色标志。

2．中度病人　指病情暂不危及生命，病人对检查有反应，但不灵敏，有轻度意识障碍，可在现场处理后由专人观察下送往医院救治。如病人有较大面积软组织损伤，肢体有两处以上骨折者。此类病人佩戴黄色标志。

3．重度病人　指病情危重，病人对检查完全无反应，意识丧失，随时有生命危险，需立即抢救。如窒息、休克、大出血等。此类病人佩戴红色标志。

4．死亡　指病人呼吸、心跳已停止，各种反射均消失，瞳孔散大固定者。此类病人佩戴黑色标志。

二、现场救护

对病情做出初步判断后，护士应配合医生对病人进行急救处理。常规急救护理措施包括给病人以合适的体位、建立静脉通道、观察维护生命体征的平稳等。另外可根据需要协助医生进行人工呼吸、气管内插管、胸外心脏按压、止血和骨折固定等。

（一）体位

对于轻症或中症病人，在不影响急救处理的情况下，可根据病情取舒适体位，如屈膝侧卧位、平卧位或半坐卧位。对意识丧失者，应取平卧位头偏向一侧，防止舌根后坠或呕吐物等阻塞气道引起窒息。对需进行心肺复苏者，取平卧位并在其身体下垫硬木板。放置好病人体位后应注意给予保暖。

（二）保持气道通畅，维持呼吸功能

协助医生清除病人口腔、咽喉和气管内的分泌物、呕吐物及异物。对呼吸停止者协助医生建立人工气道，行人工呼吸。对缺氧病人及时有效地给予吸氧。

（三）维持循环功能

对心跳呼吸骤停病人，应立即进行胸外心脏按压。病情需要而又有条件时，应及时协助医生进行心脏电除颤、药物治疗，并进行心电监护。

（四）建立有效的静脉通道

对于所有需要建立静脉通道的院外急救病人，如可能的话，均选用静脉留置针，可保证在短时间内能快速输入液体和药物。静脉穿刺部位一般选用前臂静脉或肘正中静脉。穿刺成功后，以胶布固定牢靠，即使病人躁动、体位改变也不易脱出血管外或刺破血管。对危重病人可建立两条或两条以上静脉通道。通过静脉通道输入的液体和药物，护士应掌握其药理作用、副作用及配伍禁忌，并做好三查：服药、注射及各种治疗处置前、中、后查。七对：核对床号、姓名、药名、剂量、浓度、用法、时间。用药观察。用过的空安瓿应暂时保留，以便核对。

In order to preserve life, all persons require to have an open airway - a clear passage where air can move in through the mouth or nose through the pharynx and down in to the lungs, without obstruction. Conscious people will maintain their own airway automatically, but those who are unconscious may be unable to maintain a patent airway, as the part of the brain which autonomously controls in normal situations may not be functioning. If an unconscious patient is lying on his or her back, the tongue may fall backward, obstructing the oropharynx (sometimes incorrectly called ‘swallowing’ the tongue). This can be easily rectified by a first aider tipping the head backwards, which mechanically lifts the tongue clear. The airway can also become blocked through a foreign object becoming lodged in the pharynx or larynx, commonly called choking. The first aider will be taught to deal with this through a combination of ‘back slaps’ and ‘abdominal thrusts’.

（五）对症处理

对于各种急性症状，可根据医嘱采取降温、止痛、解痉、止血、解毒等救护措施。

（六）心理护理

由于突然遭遇急症或意外伤害，病人及家属往往会出现紧张、焦虑、恐惧等心理反应。医护人员可通过语言安慰、客观的病情介绍及有条不紊的工作来降低病人及家属的不良心理反应。

三、转运与途中监护

危重病人经现场急救后，应迅速且安全地运送到邻近的医院或急救中心，使病人得到更完善的诊治。在转运时应根据病人的情况和现场的情况，合理选择搬运方法和转运工具，以免病人在转运中受到新的伤害或增加病人的痛苦。

（一）转运前准备

1．选择合理的运送工具　应根据病人的病情、现有的条件选择合适的转运工具。

2．联络接收医疗单位　应与即将接收病人的医院或急救中心保持联络，通报病人病情，以利于对所接收的病人做好合理的接收准备。

The casualty movement is the procedures used to move a casualty from the initial location (street, home, workplace, wilderness, battlefield) to the ambulance. In wilderness or combat conditions, it may first be necessary to stabilize the patient prior to moving them to avoid causing further injury. In such situations, evacuation may involve carrying the victim some distance on improvised stretchers, a travois or other improvised carrying gear. Once the patient is ready to be moved, the first step is the casualty lifting, to put him/her on a stretcher. The final step is the patient transfer from the stretcher to the hospital bed.

3．正确搬运病人至运送工具上

（1）担架搬运：此法在现代急救中用得最多。担架的种类很多，如帆布担架、充气担架等，可供不同的病人使用。在尽可能不改变病人体位的情况下，将病人平抬上担架，然后搬运到汽车或其他运送工具上。

（2）徒手搬运：当遇有大批伤员出现且在现场找不到合适的搬运工具，以及在一些特殊地点如火灾现场、山区塌方不能使用担架，就要依靠医护人员徒手搬运。但病情危重、脊柱损伤等病人不宜用此法。

（二）不同转运工具转送特点与途中救护

1．担架转运伤病员的途中护理　担架是灾难急救转运伤员中最常用的工具，结构简单、轻便耐用。

（1）担架转运伤病员的特点：优点是舒适平稳，转运中对伤病员的影响小，适用于各类伤病员，不受地形、道路等条件限制，工具不足时还可利用木板、树枝等就地取材，临时制作。缺点是非机械化，速度慢，占用人力多，担架员搬运途中体力消耗大，当遇寒冷、雨雪等恶劣天气时会影响使用。

（2）伤病员在担架的体位：一般伤员在担架上取平卧位，恶心呕吐的伤病员应取侧卧位，防止仰卧位时呕吐物引起窒息。昏迷的病人应将头偏向一侧，以防舌根后坠或分泌物堵塞呼吸道。

（3）担架运送的要求：将伤病员安置在担架上后，系好安全约束带，将伤病员胸部、下肢与担架固定在一起，以防病人摔伤。抬起担架时尽量保持病人身体在水平状态，下楼梯时，在前面抬担架者应将担架举高，使担架保持平衡。担架在行进中，伤病员头部在后，以利于随时观察病情变化，担架员的步调力求协调一致、平稳，防止摆动及颠簸而增加伤病员的痛苦。为防止伤病员和担架员疲劳，途中应定时休息。运送带有输液管、引流管、气管插管的伤病员时，必须保持管道通畅，防止移位、扭曲受压和阻塞。使用止血带的伤员，应每小时松解一次，每次持续2～3分钟，松解止血带时要用力按压住出血的伤口，以防大出血造成休克。

2．汽车转运伤病员的途中护理

（1）汽车转运伤病员的特点：优点是快速、机动、受气候条件影响小，特别是救护车装备有各种急救器材和设备，便于抢救。缺点是汽车在不平的山路或土路行驶时颠簸较重，给行驶中抢救带来很大困难。部分病人易发生晕车、恶心、呕吐、体力消耗，而加重病情。

（2）安置合适体位：一般重伤员均可采仰卧位。胸部损伤呼吸困难者，取半卧位并给予吸氧。颅脑损伤和呕吐病人头应偏向一侧，以防发生窒息。长骨骨折病人应将伤肢放在合适位置，并固定牢靠，防止在运送途中由于颠簸而引起疼痛或损伤血管神经。

（3）运送途中护理：车速尽量为匀速行驶，快捷中求平稳，尽量减少颠簸，避免骤然加速或刹车。运送中严密观察病情，发现异常情况及时处理。对于转送途中有生命危险的伤员，如大出血未止住，休克尚未纠正，生命体征尚不稳定者，应暂缓用汽车长途转送。

3．列车转运伤病员的途中护理　较大灾害或战争发生时往往导致大批伤员出现，此时列车转运较为常见。转运时每节车厢伤员的病情轻重应加以调配，医护人员对重伤员必须重点护理。应做到以下几点：

（1）对特殊或重伤员作出明显标志：由于伤病员较多，卧铺又分上中下三层，给转运途中的观察治疗护理带来困难。因此，对出血、瘫痪、昏迷等危重伤病员，必须在其身旁挂有醒目的标志，以便作为重点观察护理对象。

（2）要做到勤查体、勤询问、勤处理、勤巡回：以利于及时发现病情变化，及时给予处置。如本车厢的医护人员处理抢救有困难，应立即报告，请求其他车厢组支援，以保证伤病员安全到达目的地。

（3）全面观察、重点监护：列车在运行中，病人的病情是可以随时发生变化的，危重病人可因抢救及时而转危为安，轻症病人也可以因护理不周而使病情恶化。因此，对列车上的所有病人无论病情轻重，医护人员都应认真检查，细心照顾，注意生命体征的观测，及时发现病情变化。

4．飞机转运伤病员的途中护理

（1）飞机转运伤病员的特点：优点是速度快、效率高、平稳舒适，且不受道路、地形的影响，可将伤病员迅速转运到急救中心或专科医院。缺点是随着飞行高度的上升，空气中的氧含量减少，氧分压下降，一般每升高1000m，氧分压会下降18～20mmHg，含氧量低，会加重心肺功能不全病人的病情。另外，飞机在上升及下降时，气压的升降变化，会使开放性气胸的伤员发生纵隔摆动，加重呼吸困难；腹部手术的伤员则可引起或加重腹部胀气、疼痛，伤口缝合裂开。

（2）合理摆放伤病员：大型运输机，病人可横放两排，中间为过道，便于医护人员巡视及治疗。若是直升机，伤员应从上到下逐层安置，危重病人最好放在下层以利抢救。休克病人因血容量少血压低，头部应朝机尾，以免飞行中引起脑缺血。

（3）飞机转运途中护理：高空中温度、湿度较低，气管切开插管病人应注意采取气道湿化措施，如使用雾化器、加湿器，防止气管分泌物粘稠结痂，阻塞气管。外伤导致的脑脊液漏病人，因空气中气压低会增加漏出量，需用多层无菌纱布加以保护，严防逆行感染。头面部外伤波及中耳及鼻旁窦者，空气可能由此进入颅腔，引起颅内压增高，可在病人鼻腔内滴入麻黄碱、肾上腺素等收缩血管药物，以保持中耳腔、鼻旁窦与外界畅通。昏迷病人因眼球角膜外露致角膜干燥，要定时滴氯霉素眼药水，眼球上覆盖无菌油纱布加以保护。

（三）伤病员交接

无论采用何种工具转运病人，救护人员将伤病员送到医院或急救中心后，要与急诊科的医护人员进行交接，对已采取的急救措施、病人所用的药物、各种管道以及目前状况等做好详细交班，以便院内医护人员进行参考，争取时间进行救治。

（万紫旭）

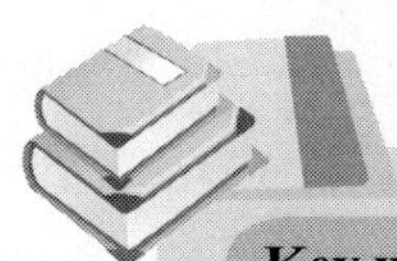

Key words

prehospital / prihɔspitl / adj. 院前的，院外的
emergency / i'mə:dʒnsi / n. 紧急情况，紧急事件
medical / 'medikəl / adj. 医学的，医疗的，内科的
cardiopulmonary / ˌkɑ:dɪəʊ'pʌlmənərɪ / adj. 心肺的, 与心肺有关的
resuscitation / riˌsʌsi'teiʃ ən / n. 复苏（术）
cardiopulmonary resuscitation, CPR / ˌkɑ:diəʊ'pʌlmənəri riˌsʌsi'teiʃ ən / 心肺复苏
first aid / fə:st eid / 急救
emergency call / i'mə:dʒnsi kɔ:l / 急诊

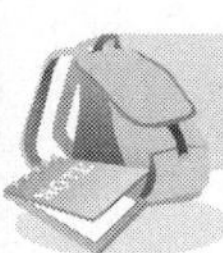

复习题

【名词解释】

院外急救

【填空题】

1．院外急救的原则为（　　）、（　　）、（　　）、（　　）、（　　）、（　　）。

2．急救测量病人血压时常规测量肱动脉血压，如病人双上肢受伤，应测量（　　），其压力值比上肢动脉压高（　　）。血压过高需立即控制，血压过低提示可能有（　　）或（　　）存在。

3．对创伤病人急救时，在未确定有无脊髓损伤的情况下，切不可（　　）。

4．一般伤员在担架上取（　　），有恶心呕吐的伤病员应取（　　），以防（　　），昏迷的病人应取（　　），以防（　　）。

【选择题】

1．在急救中对病人进行检查时发现病人清醒，对检查有反应并能积极配合，此类病人应佩戴何种颜色标志（　　）

A．黄色　　B．绿色　　C．黑色　　D．红色

E．白色

2．使用止血带的伤员在运送过程中，应每隔多长时间松解止血带一次（　　）

A．1～2 小时　　B．2～3 小时　　C．3～4 小时　　D．4～5 小时

E．5～6 小时

3．院外急救的最佳急救期为（　　）

A．伤后 24 小时以内　　B．伤后 12 小时以内

C．伤后 12～36 小时　　D．伤后 24～36 小时

E．伤后 36～48 小时

【问答题】

1. 简述院外急救的任务与特点。
2. 简述在现场如何判断病人的病情。
3. 院外急救应遵循哪些原则？为什么？
4. 在院外急救中如何处理搬运与急救的关系。
5. 简述不同转运工具转运病人的特点及护理要点。

参考答案

选择题

1. B 2. A 3. B

第三章 急诊科护理

Chapter 3 Nursing Care of Emergency Department

学习目标

1. 掌握急诊科各级护理人员的工作职责及抢救配合程序。
2. 掌握急诊科护理常用专业术语的英文表达。
3. 熟悉急诊科的服务范畴及各项制度。
4. 熟悉急诊科主要仪器设备及药品的配备。
5. 了解急诊科的任务与设置。

医院急诊科（emergency department, ED）是急诊医疗体系的一个重要组成部分，是医院中急重症病人最集中、病种最多、抢救和管理任务最重的科室。医院的急诊工作直接关系到病人的生命安危，也直接反映了医院的医疗、护理工作质量和人员素质水平。

The emergency department (ED), sometimes termed the emergency room (ER), emergency ward (EW), accident & emergency (A&E) department or casualty department is a hospital or primary care department that provides initial treatment to patients with a broad spectrum of illnesses and injuries, some of which may be life-threatening and require immediate attention. Emergency departments developed during the 20th century in response to an increased need for rapid assessment and management of critical illnesses. In some countries, emergency departments have become important entry points for those without other means of access to medical care.

第一节 急诊科的任务与设置

Tasks and Setup of Emergency Department

一、急诊科的任务

（一）急诊

急诊（emergency call）是医院急诊科的日常工作，即对病情紧急的病人进行及时诊治、处置，以维持病人的生命，防止并发症及稳定病情。

（二）急救

急救（first aid）是指制定各种急诊抢救的实施预案，对生命受到威胁的急、危、重病人或伤员，要立即组织人力、物力进行及时、有效的抢救。

（三）培训

建立健全各级各类急诊人员的岗位责任、规章制度和技术操作规范。对调入急诊科的医生、护士进行上岗前培训，系统学习急诊医学知识，熟悉和掌握急救的知识和技能。承担医院和基层医疗单位在职医务人员急诊医学教育和业务指导。

（四）科研

研究分析急诊工作质量的监控，总结急诊工作经验。开展有关急症病因、病程、机制、诊断与治疗、护理方面的研究工作，探索规律，寻找新的诊疗途径，不断提高对急、危、重病人的抢救水平。

二、急诊科的设置

根据卫生部要求，500 张床位以上的医院应设急诊科，500 张床位以下的医院应设急诊室（emergency room）。急诊科的专业设置主要有两种形式：一种是以内、外科为主的综合急诊科；另一种是以各分科分主的专科急诊科。急诊科必须 24 小时应诊。

（一）急诊科的布局要求

1．急诊科的位置　急诊科应独立或相对独立成区，位于医院的一侧或前部，以方便病人就诊和最大限度地缩短诊前时间为原则。急诊科应有单独入口和宽敞的大门，便于急救车停靠和输送病人。

2．急诊科的平面布置　急诊科的各功能部门布局应以减少交叉穿行、减少院内感染和节省时间为原则。急诊各科室及通道要光线明亮、空气流通、通道宽敞，以便于治疗、观察病人和人群流动。电源设置要合理，应设有中央空调及通讯设施，如有条件要设中心供氧和吸引管道系统。

3．急诊科的标志　急诊科标志必须醒目突出，方便病人寻找。白天应有指路标志，夜间应有指路灯标明急诊科位置。

4．急诊科的部门设置

（1）预检分诊处（triage room）：预检分诊处应设在急诊科的入口处，是急诊病人就诊的第一站，因此标志要醒目，出入要方便。预检员一般由有经验的护士担任，具体负责分诊和挂号工作。对分诊的正确率要进行统计，定出相应的要求、标准。

（2）急诊诊断室（emergency consulting room）：一般综合性医院应设立内科、外科、骨科、儿科、妇产科、眼科、耳鼻喉科、口腔科、皮肤科等分科急诊室。急诊诊断室的医生由专职与各科派值班医生轮流担任相结合，护士应设专职人员。

（3）急诊抢救室（emergency treating room）：急诊抢救室是急诊科设置中最重要的部门，是危重病人抢救所在地，由专职急救人员负责抢救工作。抢救室的设置要有足够的空间，便于工作人员及时实施各种抢救技术及抢救仪器的摆放和使用。一般设抢救床 3～6 张，床旁应设有中心吸氧装置、负压吸引系统、呼吸机、心电图机、除颤器、输液架、输液泵、血压计、听诊器等。

（4）急诊观察室（emergency observing room）：由专职医护人员负责，留院观察对象为暂时不能明确诊断、病情危重的病人，或抢救处置后需要等候床位进一步住院治疗的病人。观察室病人原则上3～5天内离院、转院或收留住院。观察室床位应根据各医院的急诊量及抢救人数合理设置。

（5）急诊监护室（emergency intensive care unit，EICU）：一般紧邻抢救室，可设监护床2～8张，由专职医护人员对危重病人进行24小时不间断监护，室内应配置监护仪、呼吸机、除颤器、中心供氧装置、负压吸引系统等。

（6）清创室（operating room）：清创室一般紧邻外科诊断室，有条件的医院可同时设有急诊手术室（emergency operating room）。

（7）治疗室（therapeutic room）：治疗室包括准备室、注射处置室和急诊输液室，位置应设在各科诊断室的中心部位。

（8）综合检查室：与急诊科密切相关的X线、B超、CT、常规化验室、药房均集中在急诊区，做到基本的辅助检查与处置不出急诊区便可完成。

（二）急诊科的主要仪器设备及药品的配备

1．仪器设备

（1）基本抢救仪器：中心供氧装置、负压吸引系统、多功能监护仪（polyfunctional monitor）、呼吸机（respirator）、心电图机（electrocardiograph）、心脏除颤起搏器（pacemaker）、洗胃机（stomach irrigation machine）、电动吸引器（suction）、血气分析仪（blood gas analyzer）、急救车（emergency cart）等。

（2）必备抢救物品：开胸包、腰穿包、胸穿包、气管切开包、洗胃包、静脉切开包、导尿包、开腹包、清创缝合包、急诊产包、压舌板、开口器、拉舌钳、牙垫、全套气管插管箱、胃管、三腔二囊管、吸痰管、气囊导尿管、胸腔引流瓶、各种型号吸氧管、加压输血器、外科止血带、气胸抽气机、冰袋、冰帽等。

A typical emergency department has several different areas, each specialized for patients with particular severity or types of illness. In the triage area, patients are seen by a triage nurse who completes a preliminary evaluation, before transferring care to another area of the ED or a different department in the hospital. Patients with life threatening conditions may bypass triage and to be seen directly by a physician. The resuscitation area is a key area of an emergency department. It usually contains several individual resuscitation bays, usually with one specially equipped for pediatric resuscitation. Each bay is equipped with a defibrillator, airway equipment, oxygen, intravenous lines and fluids, and emergency drugs. Resuscitation areas also have ECG machines, and often limited X-ray facilities to perform chest and pelvis films. Other equipment may include non-invasive ventilation (NIV) and portable ultrasound devices.

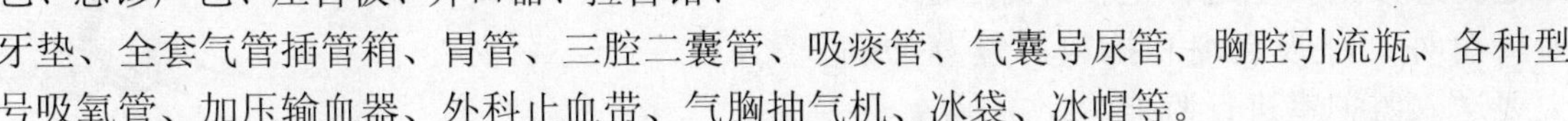

2．常用抢救药品　主要包括中枢神经兴奋剂、强心剂、升压剂、降压剂、利尿脱水剂、抗心律失常药、血管扩张药、解痉药、镇静止痛药、解热药、解毒药、止咳平喘药、激素类药、局部麻醉药等。

3．常用液体　平衡盐、5%碳酸氢钠、20%甘露醇、血浆代用品和各种浓度葡萄糖注射液等。

第二节　急诊科护理工作程序

Nursing Procedures of Emergency Department

一、急诊科护士要求

从事急诊工作的护士应受过正规的护理专业教育，对各专科危重病人有一定的专业护理能力和知识结构。经过医院内主要科室轮转，具有一定的临床经验，并接受过重症监护技术训练，而且专业知识扎实、技术熟练、责任心强、服务态度好。

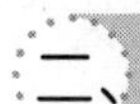

二、急诊科护理工作流程

（一）接诊

病人就诊时，常以急性症状为主诉。接诊护士要凭借扎实的专业知识、丰富的临床经验及对各种急性症状的鉴别诊断能力，通过观察、询问获取信息，初步了解病人的病情，决定进一步处理的顺序。

（二）评估

应掌握的原则是突出重点、紧急评估、快速分类。护士要熟练运用诊断检查的方法，尽可能多地收集到有关病情的资料，注意不可忽视潜在的危险因素。体检的重点首先是生命体征的观察和测量，然后根据病情需要进行必要的辅助检查。

（三）分诊

通过接诊和体检，初步判断病人的病情，科学、合理、快速地安排病人到相应的专科诊室就诊。

（四）抢救及监护

经过预检分诊，危重病人立即送入急诊抢救室进行抢救，对心脑血管意外、呼吸衰竭和抢救后复苏的病人要送入监护室进行监护治疗。

Upon arrival in the ED, people typically undergo a brief triage, or sorting interview to help determine the nature and severity of their illness. Individuals with serious illnesses are then seen by a physician more rapidly than those with less severe symptoms or injuries. After initial assessment and treatment, patients are admitted to the hospital, stabilized and transferred to another hospital for various reasons, or discharged. The staff in emergency departments includes not only doctors and nurses with specialized training in emergency medicine, but emergency medical technicians, radiology technicians, physician assistants, volunteers, and other support staff who all work as a team to treat emergency patients and provide support to anxious family members.

（五）观察护理

对短时间不能明确诊断或经抢救处置后需要进一步住院治疗的病人，应送入急诊观察室进行病情观察和进一步治疗护理。

（六）送病人离开急诊科

需送入专科病房进行治疗或需转院的病人，应在联系完毕后护送病人至目的地。对于经急诊治疗护理后康复出院的病人，注意做好健康宣教。

第三节 急诊科护理工作的管理

Nursing Administration System of Emergency Department

一、急诊科的人员管理

（一）急诊科人员配置

急诊科是医院临床学科的一级科室，应根据各医院的急诊任务轻重及医院人员总编制情况确定急诊科的编制。一般人员编制包括：主任、副主任、主任医师、急诊专业医师、医技人员和科护士长、护士长及急诊专业护士。根据需要配备一定数量的导诊人员及保洁员。

（二）急诊科护士配备

1．医院应根据本院急诊人数、观察床位数合理地制定急诊护士编制。一般要求设有科护士长 1 名，护士长 1～2 名，主任护师、主管护师、护师、护士若干名，形成合理的护理梯队，保证急诊工作质量。

2．急诊科必须配有一定数量的导诊人员为病人提供必要的服务，保证病人能在最短时间内得到诊治，避免病人及家属因慌乱而导致的时间耽搁。

二、急诊科的主要制度

（一）急诊服务范畴

1．内科疾病

（1）呼吸、心脏骤停。

（2）各种危象：如高血压危象、甲亢危象等。

（3）急性大出血：如咯血、呕血等。

（4）急性心力衰竭、心肌梗死、严重高血压、心律失常。

（5）呼吸困难、严重哮喘、窒息、突发高热、溺水、触电、中暑。

（6）休克、昏迷、抽搐、急性肢体运动障碍。

（7）急性炎症：如急性胰腺炎、急性胃肠炎等。

（8）各种急性过敏性疾病：如急性药物过敏。

（9）各种急性中毒：如农药中毒、重金属中毒等。

2．外科疾病

（1）急性创伤：如急性颅脑损伤、四肢及躯干的骨折、关节脱位、烧伤、胸部及腹部创伤。

（2）急性感染：如脓毒症、急性化脓性骨髓炎、急性蜂窝组织炎等。

（3）急腹症：如肠梗阻、胆道结石梗阻、尿路结石梗阻等。

3．妇产科疾病　如流产、异位妊娠、前置胎盘、胎盘早剥、黄体破裂、卵巢囊肿蒂扭转、重度妊娠高血压综合征、外阴阴道损伤、产褥感染等。

4．眼科疾病　如眼外伤、急性青光眼、突然性视力障碍、电光性眼炎等。

5．耳鼻喉科疾病　急性外伤、炎症、出血；耳道、鼻腔、咽部、气管及食管异物。

6．口腔科疾病：口腔颌面部外伤、下颌关节脱位、颌面部炎症、剧烈牙痛等。

7．皮肤科疾病：接触性皮炎、带状疱疹、脓疱疮、荨麻疹等。

（二）预检分诊制度

1．急诊预检分诊必须由熟悉业务知识、责任心强、临床经验丰富、服务态度好的护士担任。

2．预检护士必须坚守工作岗位，临时因故离开时必须由护士长安排能胜任的护士替代。

3．预检护士应热情主动接待每一位前来就诊的病人，简要了解病情，重点检查体征，并进行必要的初步检查及化验并记录，尽量予以合理的分诊，遇有分诊困难时，可请有关医生协助，以提高预检分诊质量。

4．根据病人病情轻重缓急，安排病情危重者优先就诊。遇有急、危、重伤病人应立即通知有关科室值班医生作紧急处理，然后补办就诊手续。

5．遇有严重工伤事故、交通事故及其他突发事件、大批伤病员来院，应立即通知护士长、科主任及医务科组织抢救工作。对涉及刑事、民事纠纷的伤病员，及时向有关部门报告。

6．注意传染病的预检，对患传染病的病人或疑似传染病者均应到隔离室就诊，以防交叉感染与传染病的扩散，并做好传染病的登记工作。

7．掌握急诊就诊范围，对病人及家属做好解释工作，对婴幼儿、老年病人应酌情予以照顾。

（三）急诊科工作制度

1．对急诊病人的诊断、紧急处理等应有高度的责任感，认真严肃，迅速准确。避免发生各科室互相推诿现象。

2．急诊室内各分科诊疗室的一切物品必须做到“五定一保持”，即定时核对、定人保管、定点放置、定数量、定期消毒，保持良好的备用状态。

3．急诊工作人员必须坚守岗位，随时准备抢救病人，如需暂时离开，必须告知有关人员。非固定在急诊室的其他各科急诊值班医生，每天接班后应到急诊室签到，并注明所在地点，便于一呼即到。若需离开固定地点，应随时将去向通知急诊室值班护士。

4．急诊科护士在治疗时应严格查对，按医嘱中所要求的药品名称、剂量、用药途径进行治疗，严防差错事故发生。

5．严格执行交接班和查对制度。对急诊观察病人，应床旁交班，避免将处理未毕的事项交他人处理，遇特殊情况必须离开时，应交代清楚。

6．对传染病或疑似传染病的病人，应按消毒隔离制度执行。

7．做好急诊室的各项统计工作。

（四）首诊负责制度

1．凡第一接待急诊病人的科室和医师称为首诊科室和首诊医师。首诊医师发现涉及他科或确系他科病人时，应询问病史、进行体检，写好病历，并进行必要的紧急处理后，才能请有关科室会诊或转科，不得私自涂改科别，或让病人去预检处改科别。

2．凡遇有多发伤、跨科疾病或诊断未明的病人，首诊科室和首诊医师首先承担主要诊治责任，并负责及时邀请有关科室进行会诊，在未明确收治科室前，首诊科室和首诊医师应负责到底。

3. 如病人确需转科，且病情允许搬动时，由首诊科室和首诊医师负责联系安排。如需转院，且病情允许搬动时，由首诊医师向医务处汇报，落实好接收医院后方可转院。

4. 涉及两科以上疾病病人的收治，由急诊科组织会诊或由医务科协调解决，各科室均应服从。

（五）急诊抢救室制度

1. 急诊抢救室是抢救危重病人的场所，设备应齐全，制度应严格，做到能随时投入抢救工作。抢救中有关各科室必须积极配合。病人需转入病房时，应及时接纳，严禁推诿。急诊抢救室有呼救权和转诊权。

2. 各类仪器保证性能良好，随时备用。急救室物品一律不准外借，值班护士每班交接，并有记录。

3. 参加抢救的医护人员要严肃认真，动作迅速而准确。抢救过程中的指挥者应为在场工作人员中职务最高者；医师、护士在场时应以医师指挥为主。各级人员必须听从指挥，既要分工明确，又要密切协作。

4. 抢救工作中遇有诊断、治疗、技术操作等方面困难时，应及时请示上级医生，予以迅速解决。一切抢救工作应做好记录，要求准确、清晰、扼要、完整，并且必须注明执行时间。

5. 医师和护士密切配合，共同完成所担负的任务。口头医嘱要求准确、清楚，尤其是药物的使用，如药品名称、剂量、给药途径和时间等。护士在执行口头医嘱前要求复述一遍，避免有误，并及时记录在病历上，事后由医师补写医嘱及补开处方。

6. 各种急救药物的安瓿、输液空瓶、输血空瓶等均应集中放在一起，以便统计与查对，避免医疗差错。

7. 遇有大批病人需同时进行抢救时，应立即报告科主任及院领导，以便及时组织抢救。

8. 病人经抢救后，应根据情况留在监护室或观察室进一步处理，待病情稳定后送有关科室继续治疗，护送病人前应电话通知接收单位。

9. 急诊抢救室除工作人员外，一切非工作人员未经许可禁止入内。急诊抢救室的物品使用后要及时清理、补充，保持整齐清洁。

10. 对已出院治疗的急救病人要定期追踪随访，不断总结抢救经验。

（六）急诊留院观察制度

1. 留院观察对象

（1）病情需要住院，但无床位且一时不能转出，病情允许留院观察者。

（2）不能立即确诊，离院后病情有可能突然变化者。

（3）某些病症如高热、哮喘、腹痛、高血压等经治疗后需暂时观察疗效者。

（4）其他特殊情况需要留院观察者。

2. 传染病、精神病人不予留院观察。

3. 决定留院观察的病人，由接诊医师通知观察室护士和医师。对危重病人，接诊医师应当面向观察室护士和医师详细交代病情。

4. 留院观察病人必须建立病历，负责观察室的医师应及时查看病人，下达医嘱，及时记录病人病情变化及处理经过。

5. 值班护士应及时巡视病房，按医嘱进行诊疗护理并及时记录，病人病情变化时及时向值班医师报告。

6. 对于危重病人，值班医师应及时向病人家属交代病情，取得家属的理解，必要时需请家属签字。

7. 值班医师和护士下班前应巡视一遍病人，对危重病人要做好床头交班，并写好交班记录。

8. 留院观察时间视病人病情而定，一般为24小时，最多5天，特殊情况例外。对可以离院的病人，医护人员应及时动员其离院。

9. 留院观察病人离院时，值班医师需开好诊断证明、处方，并详细交代注意事项。值班护士须向病人交代清楚出院手续。

（七）急诊监护室工作制度

1. 急诊监护室是抢救并监护危重病人的场所，必须保持清洁、安静，非有关人员未经批准不得入内。

2. 监护室的急救仪器、监护设备要按操作规程使用。使用前要熟悉仪器性能和注意事项，使用后应妥善保管，并定时检查维护。

3. 监护室的急救药品、物品、仪器一律不得外借，以免影响抢救工作。贵重仪器要建立使用登记卡，遇有故障要迅速报告护士长及科主任，并通知专业人员进行检修。

4. 监护室值班医护人员对监护的病人，要按时详细认真地进行交班工作，每班要有详细书面记录。护士应严格按医嘱对危重病人进行监护，发现病情变化及时报告医师。

5. 监护人员在工作中不得擅离职守，如需暂时离开必须有人替换。

（八）急诊医嘱处理常规

由于急诊病人多为急、危、重病人，病种多，抢救工作量大，在处理病人时临时医嘱多，口头医嘱多，所以护士在执行医嘱时要严格遵守有关规定，以免发生事故。

1. 一般急诊医嘱处理　急诊病人就诊时间不集中，流动性大，所以护士在工作中要严格执行“三查七对”制度。护士执行医嘱后，应及时签名，注明执行时间，并观察执行医嘱后病人病情变化。对非抢救病人，护士不执行口头医嘱。

2. 抢救时医嘱处理　抢救病人时，为争取时间，医生以口头形式下达医嘱，为确保准确无误，护士听到口头医嘱后应复述一遍，并将准备的药品或物品与第二人核对，确信无误后，方可使用。如现场抢救无法做到与第二人核对，护士应将各种药物的安瓿、输液空瓶、输血空袋等用完后暂行保留，以便统计与查对。

（九）出诊抢救制度

1. 凡接到所承担区域内呼救信号时，应由急诊科派出救护车奔赴现场抢救。

2. 抢救车内应配备急救箱、必要的抢救仪器，有条件者应配备心电监护等装置。出诊医生、护士、担架员随车出诊。

3. 根据病人情况就地抢救或运送途中抢救。

（十）涉及法律问题的伤病员处理制度

1. 对于自杀、他杀、交通事故、殴斗致伤及其他涉及法律问题的伤病员，医护人员应本着人道主义精神，积极救治，同时应增强法制观念，提高警惕。

2. 预检护士应立即通知急诊科主任、医务处，并上报公安部门。

3. 病历书写应实事求是、准确清楚，检查应全面仔细，病历要注意保管，切勿遗失或被涂改、毁损。

4. 开具验伤单及诊断证明时要实事求是，并经上级医师核准。对医疗工作以外的问题不随便发表自己的看法。

5．若是服毒病人，须将病人的呕吐物、排泄物留下进行毒物鉴定。若是昏迷病人，需与陪送者共同检查其财产，有家属在场时应交给家属（要有第三人在场），若无家属由值班护士代为保管，但应同时有两人签写财物清单。

6．涉及法律问题的伤病员在留院观察期间，应有家属或公安人员陪守。

（十一）急诊科护理管理质量控制标准

1．急诊分诊准确率达 90%。

2．留院观察病人确诊率达 90%。

3．基础护理合格率＞ 90%。

4．护理技术操作合格率＞ 95%。

5．急诊病历和护理记录合格率＞ 95%。

6．急救器材、药品齐备，完好率 100%。

7．常规物品消毒合格率 100%。

第四节 急诊护理人员的工作职责和抢救程序

Working Responsibility and First-Aid Procedures of the Nursing Staff in Emergency Department

一、各级急诊护理人员的工作职责

（一）急诊护士长工作职责

1．在护理部主任、急诊科主任领导下，负责本科室护理行政工作及业务管理工作。

2．制定急诊科的护理工作目标、工作计划，检查护理质量，按期做好总结，并向科领导和护理部汇报工作情况。

3．组织安排、督促、检查护理人员配合医生做好急诊抢救工作。

4．检查督促护理人员认真执行各项规章制度和技术操作规程，复杂的技术要亲自操作或指导护士操作，把好质量关。

5．加强对护理人员的业务训练，提高急诊抢救的基本知识和技术水平，并负责实习、进修人员的教学工作。

6．督促护士及保洁员保持环境卫生，做好消毒隔离工作，防止交叉感染。

7．各类物品、仪器和药品的管理，做到有计划领取、定点放置、定人保管，并经常检查补充、消毒更换。

8．做好护理人员的职业道德教育，加强护士的责任心，提高护士职业素质和服务质量。

（二）总务护士长工作职责

1．在护士长领导下，负责急诊科的管理及各项物资保管工作。

2．协助护士长做好每日各班物品的发放工作，并负责急诊科各种物品的请领、报损和补充工作。

3．负责护士更衣室、休息室被单、工作服清洁、更换工作。负责病人被服清点工作。

4．负责抢救器械、物品的检查补充工作，保持各种器械物品处于良好的工作状态。

5．负责消毒器械、空气培养登记及月底工作量统计工作。

（三）预检护士工作职责

1．预检是接待病人的第一站，必须做到主动、和蔼、热情、耐心。

2．对病人进行预检分诊要按规定进行，做到：一问、二看、三检查、四分诊、五请示、六登记，并做到仔细耐心、迅速准确。

3．合理安排就诊顺序，既要照顾到先后次序，又要分清轻重缓急，对于急、危、重病人应先抢救、后挂号。

4．保证预检处物品的检查、消毒、供应工作。

5．遇特殊情况，如大批伤员、中毒病人来就诊，涉及法律问题的伤病员前来就诊时，应及时报告护士长、科主任及医务处。

（四）抢救护士工作职责

1．对急诊病人应做到以下几点：

（1）听到救护车警笛声，立即出门迎接，并向随车医生和家属了解病人的病史和症状。

（2）如系危重病人，直接护送病人到抢救室。

（3）立即通知值班医师，在值班医师未到之前，遇特殊危急病人根据抢救预案，可行必要的急救处理，随即向医师报告。

（4）准备急救所需器材、物品、药品，在急救过程中，应迅速准确地协助医师进行抢救工作。

2．负责内、外科及专科病人的抢救、治疗、护理工作，并负责监护病人的病情观察、治疗和护理工作。

3．负责抢救室各种抢救仪器、药品、物品、抢救包的检查、清点、整理、清洁消毒和补充工作。

4．负责各种消毒液的更换配制，各种皮试液配制和擦手毛巾的更换消毒工作。

5．病人需要急诊手术者，应提前通知手术室并做好手术前准备。

6．做好抢救文书记录，并妥善保管。

（五）观察室护士工作职责

1．向病人及家属解释病人留院观察的原因和重要性，介绍观察室的环境与规章制度。

2．在对留院观察病人进行护理治疗时，严格执行医嘱，认真执行无菌操作及“三查七对”制度。

3．负责观察室各种消毒液的配制、更换及擦手毛巾的更换消毒工作。

4．经常巡视观察室病人，了解病人的治疗、护理、心理及饮食情况。严密观察和记录留院观察病人的病情变化，发现异常及时报告。

5．加强危重病人的基础护理工作。认真进行口腔护理、会阴护理及皮肤护理。

6．对插有导管的病人，如导尿管、胃肠减压管、输液管等，应经常检查导管的通畅性，并观察引流液的量和性质，发现异常及时处理。

7．对留院观察病人死亡或为传染病人离室后的所用物品应按消毒隔离常规处理。

二、急诊护理人员抢救配合程序

（一）一人抢救程序

1．测量病人生命体征，同时通知医生。

2．有活动性出血伤口，用无菌纱布覆盖、包扎。

3．给氧，保持病人呼吸道通畅。

4．建立静脉通道，休克、出血、复合伤者必须建立两条静脉通道。

5．根据病人情况备好呼吸机、吸引器、心电图机、心脏起搏除颤仪、抢救车。

6．对需急诊手术病人，立即进行术前准备，并通知手术室。

7．对中毒病人立即洗胃。

8．配合医生行气管插管、心脏按压、止血及伤口缝合。

9．根据医嘱给药。

10．通知会诊医生，观察病人病情变化，指挥卫生员准备其他抢救物品，并通知病人家属及单位，维持秩序。

11．完成抢救记录，要求准确、及时、客观、真实、完整，并必须注明抢救时间。

12．负责抢救登记、收费及检查、补充物品。

13．负责病情交班或病人留院观察、入院的交班工作。

（二）二人抢救程序

1．抢救护士

（1）测量病人生命体征，给氧，保持病人呼吸道通畅。

（2）有活动性出血伤口，用无菌纱布覆盖、包扎。

（3）对中毒病人立即洗胃。

（4）配合医生行气管插管、心脏按压、止血及伤口缝合。

（5）根据医嘱给药。

（6）观察病人病情变化，并记录。

（7）对需急诊手术病人，立即进行术前准备。

（8）负责抢救登记，并完成抢救记录，要求准确、及时、客观、真实、完整，并必须注明抢救时间。

（9）负责病情交班或病人留院观察、入院的交班工作。

2．协助护士

（1）通知医生。

（2）建立静脉通道，休克、出血、复合伤者必须建立两条静脉通道。

（3）根据病人情况备好呼吸机、吸引器、心电图机、心脏起搏除颤仪、抢救车。

（4）准备其他抢救物品，维持秩序。

（5）通知会诊医生，通知病人家属及单位。

（6）负责收费、检查、补充物品。

（三）三人抢救程序

1．抢救护士

（1）测量病人生命体征，给氧，保持病人呼吸道通畅。

（2）有活动性出血伤口，用无菌纱布覆盖、包扎。

（3）对中毒病人立即洗胃。

（4）配合医生行气管插管、心脏按压、止血及伤口缝合。

（5）根据医嘱给药。

（6）负责抢救登记。

(7) 负责病情交班或病人留院观察、入院的交班工作。

2. 协助护士 1

(1) 通知医生。

(2) 建立静脉通道，休克、出血、复合伤者必须建立两条静脉通道。

(3) 根据病人情况备好呼吸机、吸引器、心电图机、心脏起搏除颤仪、抢救车。

(4) 通知会诊医生，通知病人家属及单位。

(5) 准备其他抢救物品，维持秩序。

3. 协助护士 2

(1) 负责病情观察，测量生命体征，并记录。

(2) 协助抢救护士进行各种操作。

(3) 负责完成抢救记录，要求准确、及时、客观、真实、完整，并必须注明抢救时间。

(4) 负责收费、检查、补充物品。

(万紫旭)

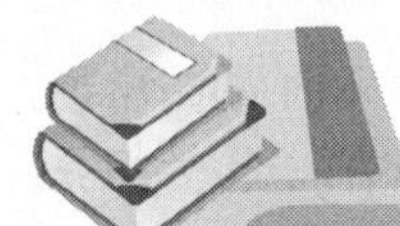

Key words

procedure / prə'siːdʒə / n. 程序，过程，步骤
responsibility /rispɔnsə'biləti / n. 责任，职责
electrocardiograph (ECG) / ɪlektrəʊ'kɑːdɪəʊgrɑːf / n. 心电图
triage / tri'ɑːʒ / n. 治疗类选法，分类
consulting / kən'sʌltɪŋ / adj. 专门诊视的
consulting room / kən'sʌltiŋ ruːm / n. 办公室，诊疗室
respirator / 'respəreitə / n. 呼吸机
pacemaker / 'peismeikə / n. 起搏器
suction / 'sʌkʃən / n. 吸管，吸引
emergency cart / i'məːdʒənsi kɑːt / 急救车
analyzer / 'ænəlaizə / n. 分析器
blood / blʌd / n. 血，血液，
blood gas analyzer / blʌd gæs 'ænəlaizə / n. 血气分析仪
polyfunctional / ˌpɔli'fʌŋkʃənəl / adj. 多机能的
monitor / 'mɔnitə / n. 监视器，监控器
polyfunctional monitor / ˌpɔli'fʌŋkʃənəl 'mɔnitə / n. 多功能监护仪

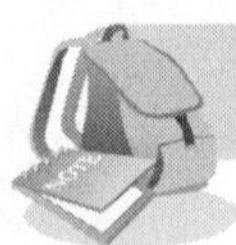

复习题

【填空题】

1. 急诊观察室留院观察对象为（　　　）、（　　　）病人，或抢救处置后需要等候床位进一步住院治疗的病人。观察室病人原则上（　　　）日出院、转院或收留住院。

2. 凡第一接待急诊病人的科室和医师称为（　　　）和（　　　）。首诊医师发现涉及其他科或确系其他科病人时，应（　　）、（　　）、（　　），并进行必要的（　　）后，才能请有关科室会诊或转科，不得私自涂改科别，或让病人去预检处改科别。

【选择题】

1．抢救仪器及药品的管理，下列哪项不正确（　　）

A．用后及时补充　B．定数量　C．定期检查　D．定人管理

E．随处放置

2．急救器材及药品的完好率（　　）

A．90%　B．95%　C．100%　D．85%

E．70%

3．抢救记录必须在抢救结束后多长时间内据实补记（　　）

A．1 小时　B．2 小时　C．3 小时

D．6 小时　E．4 小时

4．男性病人，58 岁，突发心脏骤停在急诊科行复苏后，需入院治疗，下面哪项处理是错误的（　　）

A．电话通知电梯、病房　B．医护共同护送入院

C．详细交接班　D．备好抢救用物

E．导诊员送入院

【问答题】

1．简述急诊科的设置包括哪些部门。

2．简述急诊科的任务包括哪些内容。

3．叙述急诊科的工作流程。

4．简述急诊科护理管理质量控制标准。

5．叙述首诊负责制度。

6．叙述急诊科护士长的工作职责。

参考答案

选择题

1．E　2．C　3．D　4．E

第四章 重症监护

Chapter 4 Intensive Care

学习目标

1. 掌握ICU的设置、收治对象和程序。
2. 掌握ICU监护内容及常用重症监护技术。
3. 掌握重症监护常用专业术语的英文表达。
4. 熟悉ICU的感染控制、病人的治疗原则及监护分级。
5. 了解ICU的管理。

重症监护是指对收治的各类危重病病人，运用各种先进的医疗技术，现代化的监测和抢救设备，对其实施集中的加强治疗和护理，以最大限度地确保病人的生存及随后的生命质量。随着重症监护病房（intensive care unit，ICU）的普及与规范，人们对生命生理机能的了解也逐渐完善，更多地注意由不同基础疾病所诱发单个或多个器官的急性功能衰竭及各器官之间的相互作用，并把器官功能的损伤作为疾病延续发展过程中不同阶段的组成部分。因此，提高了对衰竭器官的支持和保护能力，使急危重病人的抢救成功率明显提高。

第一节 重症监护病房的组织与管理

The Organization & Management in Intensive Care Unit

ICU是危重病医学（Critical Care Medicine, CCM）的临床实践基地。对于收治在ICU的危重病病人，不失时机地的给予延续性支持疗法，并针对病因进行积极治疗，最终控制原发病，挽救病人生命。ICU建设是医院现代化的一个标志，也是医学发展的需要。1989年，国家卫生部在等级医院评定标准中，明确将ICU列为评级内容。设置ICU是现代化医院设施是否完善的指标之一，越来越多的医院相继设置了ICU。

An intensive care unit, or ICU, is a specialized section of a hospital that provides comprehensive and continuous care for persons who are critically ill and who can benefit from treatment. It consists of many professional workers/staff who have experience in saving the dangerous and serious patients and many advanced monitors or treatment equipment, so the dangerous and serious patients in ICU can get a continuous, dynamic and close monitoring. Nurses in ICU should be on top of all kinds of first-aid and monitoring techniques and psychological nursing care for patients.

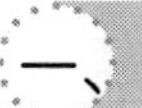

一、ICU的设置

ICU布局应该从抢救工作的需要和方便出发，设置在医院的特殊位置，以方便病人转运、检查和治疗并考虑以下因素：接近主要服务对象病区、手术室、影像学科、化验室和血库等，在横向无法实现“接近”时，应该考虑楼上楼下的纵向“接近”。急诊室与ICU之间应有便于重症病人转运的通道。

（一）ICU的模式

ICU模式主要根据医院的规模及条件决定。目前大致可分为以下几种模式：

1. 综合ICU　在统一了各专科ICU的基础上建立的全院性综合性ICU，是一个独立的临床业务科室，受院部直接管辖，收治医院各科室的危重病人，ICU内集中了全院的各种类型、各种功能的监测设备，集中高超医疗技术和密集多能人才。综合ICU抢救水平应该代表全院最高水平。这种体制有利于学科建设，便于充分发挥设备的效益。

2. 部分综合ICU　介于专科ICU与综合ICU之间，即由医院内较大的一级临床科室为基础组成的ICU，如外科、内科、麻醉科ICU等。

3. 专科ICU　一般是临床二级科室所设立的ICU，如心内科ICU（cardiac care unit, CCU），呼吸内科ICU（respiratory care unit, RCU）等，是专门为收治某个专科危重病员而设立的，多属某个专业科室管理。对抢救本专业的危重病员有较丰富的经验。不足之处是病种单一，不能够接受其他专科危重病病人。

（二）ICU的规模

1. 床位设置　ICU床位设置要根据医院规模、总床位数或某科室实际收治病人的需要来确定。一般综合性医院综合ICU床位数量占全院总床位的1%～2%，发达国家ICU床位能占全院总床位的5%～10%。一般以8～12张床位较为经济合理，床位使用率以65%～75%为宜，超过80%则表明ICU的床位数不能满足医院的临床需要，应该扩大规模。ICU开放式病床每张床位占地面积不小于20平方米，以25平方米为宜。有足够的空间，保证各种抢救措施的实施。室温要求保持在20～22℃，湿度以50%～60%为好。

2. 监测站设置　中心监测站内设多参数中央监测系统，通过网络将各个床位病人的床旁监测仪所得到的各项监测波形和生理参数，同时集中显示在中央监测的大屏幕监视器下，使医务人员能对病人实施有效的实时监测。中心监测站原则上应该设置在所有病床的中央地区，以稍高出地面能够直接观察到所有病人为佳，还可以存放病历夹、医嘱本、治疗本、病情报告本及各种记录表格，是各种监测记录的场所。围绕中心站周围，病床以扇形排列为好。

3. 人员编制　ICU人员编制国内外尚未有统一规定。鉴于各类危重病人集中在一起，工作量较大，治疗手段繁多，操作技术复杂，医疗介入面广，知识更新快，设备现代化，技术新，故对医务人员的配备要明显高于其他科室。一般综合性ICU要求医生与床位的比例为1.5∶1～2∶1；护士与床位的比例要求3∶1～4∶1。

4. ICU的设备　ICU装备应包括监测设备、治疗设备和其他设施。

（1）常用的监测设备：有多功能生命体征监测仪、呼吸功能监测装置、心电监测仪（ECG monitor）、血液气体分析仪（blood gas analyzer）、血氧饱和度监测仪（血氧计，oximeter）、血流动力学（hemodynamics）监测设备等。影像学监测设备包括床边X线机、超声诊断（ultrasonic diagnosis）仪、心电图机（electrocardiograph）、纤维支气管镜（bronchofiberscopy）、自动生化分析仪（auto biochemistry analyzer）、微循环测定仪（microcirculation analyzer）、检眼镜（ophthalmoscope）等。

（2）常用的治疗设备：有微型电脑输液泵（micro-computer infusion pump）、注射泵（syringe pump）、呼吸机（respirator）、心脏除颤器（cardiac defibrillator）、临时心脏起搏器（cardiac pacemaker）、主动脉内球囊反搏（intra aortic balloon counterpulsation）装置、血液净化（blood purification）装置及麻醉机（anesthetic machine）等。

Equipment Commonly Used in the ICU

1. Monitors measure body functions such as breathing and heart rate. They often have alarms that sound to alert the ICU staff when such functions are outside of a normal range.
2. Intravenous catheters (tubes) are inserted in patients' veins to dispense medicine, fluids and nutrition as needed. A nasogastric tube may be inserted through the nose into the stomach. Urinary catheters are used to drain urine from the bladder.
3. Mechanical ventilators (also called respirators) are machines that help patients breathe through a tube that is inserted through the mouth or nose into the trachea (windpipe) and is connected to the ventilator.

（3）其他：ICU的每个病床床头应安置氧气、负压吸引、压缩空气等接头，应配备床头灯、应急照明灯、紫外线消毒灯等，并安装多功能电源插座，每张床电源插孔不应少于20个，并配有电源自动转换装置，一旦断电，可自动启动备用电源。ICU应使用带有升降功能的输液轨道，为减少交叉感染，两床之间最好应配有洗手池，并装备有自动吹干机，自来水开关最好具有自动感应功能；护理设备有电热毯、降温毯、冰帽、测温仪、自动血压计、动脉穿刺针、各种型号气管造口用带气囊套管、气管导管和咽喉镜、简易人工呼吸器等。

二、ICU的管理

（一）ICU工作人员的职责

1．科主任工作职责

（1）制定和修改ICU内现行的各种规章制度，对ICU的发展规划等提出建设性意见，协调医护关系。

（2）对ICU内的医护工作做适当的评价。

（3）参加每周医师和护士例会；听取ICU各级人员的意见，并且与其自由讨论。

（4）负责ICU人员的培训。

（5）负责ICU医疗设备的购买。

（6）为疾病制定整体治疗方案。

（7）加强医疗质量的管理。

（8）对ICU工作做总结。

2．副主任工作职责　协助主任管理医疗工作。

3．主治医师工作职责

（1）对所管辖病人提出诊治要点。

（2）对诊断、治疗、医嘱提出修改和补充。

（3）指导住院医师工作、教学、科研等。

4．住院医师

（1）询问病史，体格检查，做出诊断，下达医嘱。

（2）完成医疗文件。

（3）实施特殊操作。

5．进修实习医师 协助住院医师工作。

6．护士长工作职责

（1）在护理部主任及科主任的领导下，负责 ICU 护理管理工作。

（2）组织并参与危重病人的抢救工作。

（3）检查医嘱的执行情况，督促护理人员严格执行各项规章制度和技术操作规程，制定应急预案和缺陷管理措施。

（4）参加医师查房、科内会诊、疑难病例及死亡病例讨论，了解所有病人病情。组织护理查房及护理会诊，检查各项护理记录质量。

（5）负责本科室药品的领取、保管，仪器设备的使用和维护，保证性能完好。

（6）组织护士学习掌握新技术与新仪器的操作、使用、消毒、保养等知识。

7．护士工作职责

（1）负责各项护理工作，建立静脉通道、输注液体，安放各种引流管道，连接监测电极、呼吸机管道，监测生命体征，进行基础护理，采集检验标本，完成监测记录等。

（2）准备和实施治疗，管理药品和医疗用品，管理治疗室。

（3）完成护理文件、对外联系、物质补给与保管。

8．工勤人员工作职责 物品器材领取，清洁卫生工作，病区生活的辅助工作等。

（二）ICU 护士的基本素质

ICU 护士应为本学科中技术最全面、工作能力最强，在临床实践及护理科研方面起重要作用的专职监测人员。其素质要求如下：①有为护理事业奋斗的献身及开拓精神；②有一定的人体健康与疾病的基础护理生理学知识；③有较广泛的多专科护理知识及实践经验；④善于创新及应用逻辑思维，发现问题及总结经验；⑤实际工作及接受新事物能力较强，操作敏捷、善于钻研、工作细致耐心；⑥对学习新知识比较快，比较积极；⑦思想品质好，服务态度好，爱伤病员的观念强、细心、耐心、温柔，有奉献精神；⑧训练有素、雷厉风行、洞察力强。

（三）ICU 仪器设备、药品的管理

ICU 是电子仪器设备和抢救药品较为集中的高危科室，要确保 ICU 电源、气源的供应；各种仪器设备运转正常，加强临床护理观察；加强医护人员安全意识的培养与专业技能的培训等。必须建立完善的仪器设备及药品的管理制度、操作规范，严格按照操作程序进行操作。

1．各种物品有专人负责保管。

2．各种物品须定点存放，不可擅自移换位置，以免紧急时不能迅速取用。

3．急救药品按其作用分类定位放置，标签和安瓿上的药品含量必须醒目，每日补足规定的备用量。

4．定期检查设备的性能、定期维修、保洁和消毒，保证应急使用性能完好、实用。

5．重要物品和麻醉药品应清点交班。

6．抢救室护士应能熟练掌握各种设备、机器的使用，操作方法及排除简单故障。

总之，严格执行物品“五定一保持”制度。

（四）ICU 接诊对象

ICU 接诊范围包括临床各科的危重病人。所有需要监测及脏器功能支持、随时有危及生命可能的病人均为 ICU 收治对象。经过集中强化治疗和护理，渡过危险阶段，有望恢复的病人。对救治预后差或不属于 ICU 适应证的应严格禁止收入，主要包括：

1．创伤、休克、感染等引起多系统器官功能衰竭病人。

2．心肺脑复苏术后需对其功能进行较长时间支持者。

3．严重的多发伤、复合伤、重大手术治疗后。

4．有严重并发症的心肌梗死、持续性或不稳定性心绞痛，Ⅲ度房室传导阻滞、严重心律失常、急性心力衰竭。

5．物理、化学因素导致危急病症，如中毒、溺水、触电、虫蛇咬伤和中暑病人。

6．呼吸功能衰竭、急性呼吸窘迫综合征（ARDS）、急性肺水肿、肺梗死、慢性阻塞性肺疾患、重症肌无力。

7．肝、肾衰竭，消化道大出血、弥散性血管内凝血（DIC）。

8．脏器移植术后及其他需要加强护理者。

9．严重水、电解质和酸碱平衡失调的病人。

（五）ICU 的感染控制

ICU 感染其原因为：① ICU 病人可来源于院外直接入院的急诊室，也来自于本院其他科室，可能带有不同科室的各种杂菌及耐药菌株；②病人病情重，病种复杂，感染的病人相对较为集中；③各种先进的监测治疗技术使入侵性有创伤口日益增多；④病人机体免疫力降低，易感性增加。因此，降低 ICU 感染发生率是提高抢救成功率的关键。ICU 感染控制措施包括：

1．设立专科性 ICU 病室　以尽量减少综合性 ICU 病室病种的复杂性，或增加 ICU 病室单间病房数量，以收治严重创伤、感染及免疫力低下的病人。

2．严格限制进入 ICU 内的人员　包括限制探视人员以及减少医师、护士不必要的出入。工作人员进入 ICU 应更换 ICU 内专用拖鞋，衣帽，口罩整齐。探视人员进入 ICU 也应更换清洁的外衣和鞋子。

3．养成勤洗手习惯　进行无菌操作前，常规洗手。在处理不同病人或直接接触同一病人不同部位前后必须认真洗手。

4．保持创面、穿刺和插管部位无菌　气管切开及介入性治疗者，如病情允许应尽早终止。

5．严格执行消毒隔离制度　定期检查及更换各种抢救或监测器械，凡病人使用过的器械均需进行消毒 - 清洗 - 灭菌这一流程；加强床单元的终末处理；定期进行物体表面及空气培养；力求使用一次性医疗护理用品，使用后集中处理。

6．重视室内卫生　室内应采用湿式清扫，防止灰尘飞扬，地面每日用消毒液拖擦 4 次以上，拖把分区放置、固定使用、定期更换。每日定时消毒、净化空气。定期进行室内大清扫。

7．限制预防性应用抗生素　感染性疾病根据细菌培养与药敏试验结果，合理应用抗生素。

8．引流液和分泌物常规检查并反复做培养　所有导管拔除时均应做细菌培养及药敏试验，以便尽早发现感染并及时治疗。

9．做好口腔护理　每日早、晚两次清洁口腔，漱口。

第二节　ICU的监测

Monitoring in ICU

在 ICU 内使用各种先进的仪器对危重症病人实行各项生命体征及多脏器功能的监测，医护人员根据监测资料进行综合分析，采取相应的治疗与护理措施，达到抢救生命、治愈疾病的目的。

一、常用重症监护技术

（一）体温监测

体温的恒定是维持机体各项生理功能的基本保证，正常人体的体温调节中枢在下丘脑，并通过神经和体液因素的作用保持产热和散热平衡，维持中心温度在 37℃ ±0.2℃，急危重病人的体温常有变化，感染、创伤的病人体温多有升高，临终病人的体温常有下降。对 ICU 病人进行体温监测，有助于对疾病与治疗效果的判断。

Body temperature is a measure of the body's ability to generate and get rid of heat. The body is very good at keeping its temperature within a narrow, safe range in spite of large variations in temperature outside the body. Body temperature varies at different parts of the body. Oral temperature is at 36.3~37.2℃, axillary temperature at 36~37℃, and rectal temperature at 36.5~37.7℃. Your body temperature can be measured in many locations on your body. The mouth, ear, armpit, or rectum are the most commonly used places. Temperature can also be measured on your forehead.

1．正常体温　生理情况下，体温有一定的波动。清晨体温略低，下午略高，在 24 小时内波动幅度不超过 1℃。体温正常值随测量部位不同而有所差异，口腔舌下温度为 36.3～37.2℃，腋窝温度为 36～37℃，肛门内温度为 36.5～37.7℃。

2．测温部位

（1）皮肤温度：将测温电极放在指、趾端，皮肤温度比体内温度低，定期定点动态观察肢体远端皮温，有助于了解末梢循环情况，在环境温度恒定的情况下，皮温降低常提示血流减少，反之为血流增多。测量皮肤温度可用于观察外周灌流状态。

（2）中心温度：中心温度的监测部位有鼓膜、肺动脉、食管远端和鼻咽部等。由于体内各部的温度并不一致，所以不同部位的监测有不同的生理意义。

1）耳鼓膜温度：将专用耳鼓膜测温电极置于外耳道内鼓膜上，该处的温度可反映流经脑部血流的温度，与脑温接近。

2）肺动脉温度：可通过肺动脉导管（内含体温探头）获得，是名副其实的中心温度。

3）食管温度：将测温电极放在咽喉部或食管下部，所测为中心温度。

4）鼻咽温度：将温度计插到鼻咽部测温，可间接了解脑部温度。

5）口腔、腋下或直肠温度：接近于中心温度，腋下测温是常用的监测体温部位，一般比口腔温度低0.3～0.5℃，比直肠温度低0.5～1℃，口腔温度在临床应用上有诸多不便，被腋下温度代替。

3．皮肤与中心温度差 连续监测皮温与中心温度差，是了解外周微循环灌注是否减少或改善的有价值指标。当外周温度低于中心温度3～4℃时，可提示微循环灌注不良或低心排血量，指导治疗。

（二）呼吸系统功能监测

呼吸功能监测（monitoring respiratory function）是危重症病人监测的重要内容之一。通过对呼吸功能监测可以了解缺氧和二氧化碳潴留发生机制和严重程度，及时发现病人的病情恶化，采取迅速有效的抢救措施。经动态监测呼吸功能，能够判断其危重症病人的呼吸功能状况，是防治并发症和评估预后的必要手段。

1．一般监测

（1）呼吸运动（respiratory movement）：正常男性和儿童以膈肌运动为主，形成腹式呼吸（abdominal breathing），而女性以肋间肌运动为主形成胸式呼吸（thoracic breathing）。肺或胸膜疾病，如肺炎、胸膜炎、肋骨骨折等，可使胸式呼吸减弱而腹式呼吸加强。腹膜炎、大量腹水、肝脾极度肿大等，则腹式呼吸减弱，代之以胸式呼吸。

（2）呼吸频率（respiratory rate, RR）：正常成年人静息状态下呼吸的频率为16～18次/分，呼吸过速（tachypnea）是指呼吸频率超过24次/分，见于发热、疼痛、贫血、休克、甲状腺功能亢进及心力衰竭等。呼吸过缓（bradypnea）是指呼吸频率低于12次/分钟，呼吸浅慢见于麻醉剂或镇静剂过量和颅内压增高等。此外，呼吸浅快见于呼吸肌麻痹、严重肠胀气、腹水等，呼吸深快见于肺部疾病，如肺炎、胸膜炎、胸腔积液和气胸等。

（3）呼吸节律：常见的呼吸节律改变有：

1）潮式呼吸（tidal respiration）：又称陈施呼吸（Cheyne-Stokes respiratory），是一种由浅慢逐渐变为深快，再由深快转为浅慢，随之出现一段呼吸暂停（apnea）后，又开始如上变化的周期性呼吸（periodic respiration），多见于中枢神经系统疾病，如脑炎、脑膜炎、颅内压增高及某些中毒，如糖尿病酮症酸中毒等。

2）间停呼吸（intermittent respiration）：又称毕奥（Biots）呼吸，表现为有规律呼吸几次后，突然停止一段时间，又开始呼吸，这种呼吸较潮式呼吸更为严重，预后多不良，常在临终前出现。

3）抑制性呼吸：为胸部发生剧痛所致的吸气突然中断，常见于急性胸膜炎、肋骨

Lung volume is to describe the change of the lung volume during one breathing at static condition, also called static lung volume.

The absolute lung volume or capacity cannot be measured by spirometry. They are total lung capacity(TLC), residual volume (RV), and functional residual capacity(FRC). Measurement of these volumes or capacities is indicated when the vital capacity is reduced. Lung volume may also be indicated to distinguish restrictive disease from chronic obstructive disease(COPD), to evaluate bullous diseases and to elucidate the date from other lung functions and to assess therapeutic interventions such as lobectomy and chemotherapy.

The tidal volume(VT), vital capacity(VC), total lung capacity(TLC) are used clinically. VT and VC are determined by spirometric trace , but functional residual capacity(FRC) and residual volume(RV) by indirect method as helium or nitrogen analyses method.

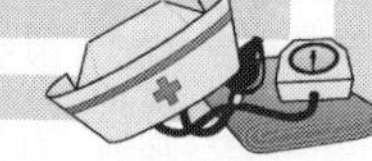

骨折及胸部严重外伤等。

4）叹气样呼吸（sighing respiration）：表现在一段正常呼吸节律中插入一次深大呼吸，并常伴有叹息声。多为功能性改变，见于精神紧张、神经症或抑郁症。

2．呼吸功能监测

（1）肺容量（lung capacity）监测：肺容积可用肺量计或肺功能监测仪进行床旁监测，较为简便易行。常用的监测项目有：

1）潮气量（tidal volume，VT）：平静呼吸时，一次吸入或呼出的气量，正常人约500ml左右。临床可通过潮气量计测得，也是任何一台床边呼吸机所必备的监测项目。影响VT的主要因素是呼吸肌功能，尤其是膈肌的运动，呼吸肌功能不全时VT减少，当潮气量小于5ml/kg时，即为接受人工通气的指征。呼吸频率是与潮气量密切相关的另一监测指标，对呼吸幅度、形式及速度的观测是十分必要的，当呼吸频率小于5次/分或大于35次/分，为人工通气的指征。

2）肺活量（vital capacity, VC）：肺活量是指人在深吸气后，作一次最大的呼气所能呼出的气量，肺活量=潮气量+补吸气量+补呼气量，这代表肺一次最大的机能活动量。肺活量可用呼气流量表、呼吸监测仪或肺活量计在床旁测定，正常成年肺活量为30～70ml/kg。临床上小于15ml/kg，即为应用呼吸机的指征。肺活量减低主要见于各种引起限制性通气障碍的疾病，也可见于呼吸肌功能障碍等。

3）通气储备百分比：最大通气量减去每分钟静息通气量后与最大通气量的百分比。正常值为93%。愈低，通气功能愈差；降至70%至60%，通气功能严重损害，接近气急阈。

4）肺泡通气量（alveolar ventilation, VA）：通气量中进入肺泡的部分称为肺泡通气量或有效通气量。VA=（VT−VD）×RR（VD为死腔量）。呼吸中，口、鼻腔、气管和支气管内的气量不参与气体交换，称为无效腔量，正常人约为150ml。当呼吸浅快时，肺泡通气量显著减少。

5）功能残气量（functional residual capacity, FRC）、残气量（residual volume, RV）及肺总量（total lung capacity, TLC）：①功能残气量及残气量分别是平静呼气后和最大呼气后仍残留于肺内的气量；其意义在于呼气末肺内仍有足够的气量继续进行气体交换。②肺总量是深吸气后肺内所含全部气量。功能残气量及残气量增多提示肺内充气过度，见于阻塞性肺气肿和气道部分阻塞，如支气管哮喘与部分慢性支气管炎病人；功能残气量及残气量减少见于各种弥漫性限制性肺疾患和急性呼吸窘迫综合征（ARDS）。肺总量减少见于限制性肺疾病，如肺间质纤维化、肺水肿、

Ventilation, which can be spontaneous (as in breathing) or artificial (as in mechanical ventilation), is the movement of air between the environment and the alveoli. It is measured as the frequency of breathing multiplied by the volume of each breath. Ventilation maintains normal concentrations of oxygen and carbon dioxide in the alveolar gas and, through the process of diffusion, also maintains normal partial pressures of oxygen and carbon dioxide in the blood flowing from the capillaries.

The minute ventilation (MV) is equal to the breath frequency times this tidal volume (VT), or MV= f ×(VT). In high frequency ventilation, very small tidal volumes are employed, so this type of bulk flow doesn't play a major role in gas exchange. It is true, however, that these small tidal volumes may be large enough to affect the ventilation of alveoli close to the large airways, and thereby contribute in some small way to gas exchange.

肺不张、气胸、胸腔积液与肺切除术后等；肺总量增加主要见于阻塞性肺气肿。一般认为，正常 RV/TLC ≤ 35%，> 40% 提示有肺气肿。

（2）通气功能监测：通气功能是指在单位时间内随呼吸运动出入肺的气量和流速。凡能影响呼吸频率、呼吸幅度和流速的生理、病理因素均可影响通气量。

1）每分钟通气量（minute ventilation, VE）：是静息状态下每分钟呼出和吸入的气量。即潮气量乘以呼吸频率。正常成年男性为 6.6L/min，女性为 4.2L/min，>10L/min 提示通气过度，< 3L/min 提示通气不足。

2）最大通气量（maximum voluntary ventilation, MVV）：每分钟病人以最快的呼吸频率和尽可能深的呼吸幅度所能吸入或呼出的最大气量，正常成年男性为 104L/min，女性为 82.5L/min。最大通气量降低见于：气道阻塞、呼吸肌麻痹、肺不张、肺实变以及胸廓、胸膜病变。

3）时间肺活量（time vital capacity, TVC）/ 用力呼气量（forced expiratory volume, FEV）：深吸气后作一次快速呼气，计算最初 3 秒内的呼气量，求出每秒出量占肺活量的百分比。正常值：第 1 秒量（FEV_1）占肺活量的 83%，第 2 秒（FEV_2）占 94%，第 3 秒（FEV_3）占 97%。时间肺活量减低表示有阻塞性通气。提前完成（如 2 秒内呼完），表示有限制性通气。

4）最大呼气中段流量（maximum mid-expiratory flow, MMEF 或 MMF）：将用力呼气曲线起、止点间分成四等份，计算中间两等份（25%～75%）的平均流量，可以较好地反映小气道阻力。

（3）换气功能监测：肺容量改变、通气量减少、肺内气体分布不均、肺血流障碍、血液成分改变等，都可直接或间接地影响换气功能。肺的换气功能监测主要包括弥散功能和通气血流比监测。

1）肺的弥散功能：肺内气体弥散过程，可分为以下 3 个步骤：①肺泡内气体弥散；②气体通过肺泡壁毛细血管膜的弥散；③气体与毛细血管内红细胞血红蛋白的结合。气体弥散量的大小与弥散面积、距离、时间、气体分子量及其在弥散介质中的溶解度有关。氧气的弥散能力约为二氧化碳的 1/20。因此肺弥散功能发生障碍时，主要影响氧气的交换，产生单纯缺氧。

2）肺的通气与血流比（ventilation perfusion ratio, VA/Q）：正常人每分钟静息肺泡通气量约为 4L，肺血流量约为 5L，则通气血流比值正常值为 0.8。若 VA/Q 值增大，表示血流灌注不足，等于无效腔量增加；VA/Q 值减小，则表示通气不足，相当于无效灌注。气道阻力与血管阻力的病理因素，如慢性支气管炎、肺气肿、肺水肿与肺间质纤维化等，均可影响 VA/Q 的比值。

3）肺泡血氧分压－动脉血氧分压差（$A\text{-}aDO_2$）：反映弥散功能和通气血流比（VA/Q）的一个重要指标是 $A\text{-}aDO_2$。正常值为 15～30mmHg，$A\text{-}aDO_2$ 增大反映弥散或分流异常。利用 $A\text{-}aDO_2$ 监测可以用于监测肺水肿、肺栓塞等病情以及治疗效果。

4）氧合指数（PaO_2/FiO_2）：氧合指数是常用的评价肺氧合和气体交换效率的最简化指标。正常值为 400～500mmHg，急性肺损伤时 PaO_2/FiO_2 ≤ 300mmHg；ARDS 时< 200mmHg。

（三）循环系统功能监测

1．心电监测　心电监测是指利用心电监测仪器对病人的心电活动进行长时间和（或）远距离的监测，通过计算机分析处理后直接显示或打印出心电波形及数据，为临床诊断治疗疾病提供依据。各种 ICU 内的床边心电监测系统、动态心电图监测仪以及电话传输等心电图监测被广泛使用，能为早期发现心电改变及心律失常提供可靠信息。

（1）心电监测范围：

1）各种心血管疾病病人：心律失常、心力衰竭、心绞痛和心肌梗死病人、心肌病、预激综合征、病态窦房结综合征。

2）危重病人急诊手术前的监测；外科手术后的监测，特别是全麻术后复苏期的监测；器官移植术后的特殊监测等。

3）心肺脑复苏后的常规监测。

4）严重创伤、感染、休克及电解质紊乱等。

（2）心电监测方法：

1）心电监测系统：ICU 内通常配备中央心电监测系统，由一台中央监测仪和 4～8 台床旁监测仪组成，床旁监测仪的心电信号通过导线遥控输入中央监测台，中央台可有 4～16 个显示通道，同时监测多个病人的生命体征，床旁监测仪同时可显示与之联网的其他床旁监测仪的心电信号而起类似中央台的作用。该系统常与血压、呼吸、体温及其他生命体征监测组合在一起，功能齐全。

2）动态心电图监测仪（Holter）：包括分析仪和记录仪两部分。第一部分是随身携带的小型的心电图磁带记录仪，通过胸部皮肤电极可 24 小时记录心电图波形，可记录心电图波形，可记录心脏不同负荷状态下的心电图变化，便于动态观察。第二部分为分析仪，可应用微机进行识别。Holter 监测主要用于冠心病和心律失常诊断，也可用于监测起搏器的功能，寻找晕厥原因及观察应用抗心律失常药效果。

3）遥控心电图监测仪：通过佩戴于病人身上的无线电发射器将病人的心电信号发射至遥控心电监测仪内的无线电接受器，遥控半径一般在 30～100m。因不需用导联线与心电监测仪相连，病人可以起床在可遥测范围内活动，中心台可同时监测 4 个病人。

4）便携式移动心电监测系统：由心电监测仪、通信网络和监测中心三部分组成。心电监测仪由病人随身携带，通过粘贴式电极可随时采集用户的心电数据，并进行放大，然后存储到串行闪存中。当存储一定时间的心电数据后，可以通过 GPRS 无线上网，利用无线网络将数据传送给位于监测中心的上位机。将心电监测从病床边、医院内扩展到家中，实现实时远程监测。

What is Holter Monitor?

A Holter monitor is a continuous tape recording of a patient's EKG for 24 hours. Since it can be worn during the patient's regular daily activities, it helps the physician correlate symptoms of dizziness, palpitations (a sensation of fast or irregular heart rhythm) or black outs. Since the recording covers 24 hours, on a continuous basis, Holter monitoring is much more likely to detect an abnormal heart rhythm when compared to the EKG which lasts less than a minute. It can also help evaluate the patient's EKG during episodes of chest pain, during which time there may be telltale changes to suggest ischemia or reduced blood supply to the muscle of the left ventricle.

5）心电监测导联的选择：①综合 I 导联：正极放在左锁骨中点下缘，负极放在右锁骨中点下缘，地线放在右侧胸大肌下方。其优点为电极脱落机会少，不影响正常心电图描记，缺点是心电图振幅较小。其心电图波形类似标准 I 导联。②综合Ⅱ导联：正极放在左腋前线第 4 或第 6 肋间，负极放在右锁骨中点下缘，地线放在右侧胸大肌下方。其优点为心电图振幅较大，缺点是电极脱落机会多。③综合Ⅲ导联：正极放在左锁骨中线最低肋处，负极放在左锁骨中点外下方，地线放在右侧胸大肌下方。④改良监测胸导联（MCL_1）：正极放在右锁骨中线最低肋间，负极放在左锁骨下外 1/3 处，地线置于右锁骨中点下方。其优点 P 波显示较清楚，缺点是电极易脱落。

（3）心电监测的临床意义：

1）及时发现和识别心律失常：心电监测对发现心律失常，识别心律失常性质，判断药物治疗的效果，均十分重要。

2）及时发现心肌缺血或心肌梗死：多种原因可导致心率的增快和血压的升高，而使心肌耗氧增加，引起或加重心肌缺血的发生。因此，持续的心电监测可及时发现心肌缺血。

3）监测电解质改变：危重病人容易发生电解质紊乱，特别是低钾血症，能够致心脏停跳，持续心电监测对早期发现有重要意义。

4）观察起搏器的功能：安装临时及永久起搏器病人，监测心电图，对观察心脏起搏器的起搏与感知功能，均非常重要，在做与起搏器无关手术，特别是手术中应用高频电刀时，也应作心电图监测，以免发生意外。

5）手术监测：对各种大型手术及各种特殊检查和治疗实行监测有着非常重要的意义。

2．血流动力学监测　血流动力学监测可分为无创伤和有创伤两大类，无创监测，如自动的无创动脉压监测（noninvasive blood pressure, NIBP），心电图（ECG）等，已成为常用的监测手段。有创监测是指经体表插入各种导管或监测探头，直接测定心脏和（或）血管腔内各项生理参数，如中心静脉压，肺动脉楔压等。

（1）心率（heart rate, HR）：正常成人安静时心率应在 60～100 次 / 分，小儿心率较快，老年人心率较慢。心率监测能够：①判断心排出量：但当心率＞160 次 / 分时，由于每搏排出量减少，心排血量相应减少；当心率＜50 次 / 分，由于心搏次数减少而使心排出量减少。②判断失血性休克：休克发生时，首先是心率增快，而血压多无变化。因此严密动态监测心率，能够及早发现失血性休克；③估计心肌耗氧：心率增快时，心肌负荷增加，心肌氧耗增加。

（2）动脉压（arterial pressure, AP）：动脉压是估计心血管功能的最常用的指标之一。

1）监测方法：①无创性血压监测：自动化无创伤动脉压监测是 ICU、麻醉手术中最广泛应用的血压监测方法。测压仪能够自动显示收缩压、舒张压、平均动脉压和脉率。具有安全、操作简便、可重复等优点，但不能够连续监测，不能够反映每一心动周期的血压，且影响因素很多，结果有时会不准确。②动脉穿刺插管直接测压法：是一种有创伤性的测量血压的方法。它可以反映每一心动周期内的收缩压、舒张压和平动脉均压。经穿刺导管取动脉血标本监测血气分析，电解质变化。通过动脉波形判断心脏功能和心律失常。能连续监测动脉压。但该法具有创伤性，有动脉穿刺插管的并发症如局部血肿、血栓形成等。

Critically ill and injured patients require constant monitoring so that changes in their condition can be rapidly assessed and early interventions instigated to restore them to as normal physiological functioning as possible. An important monitoring tool routinely used to assess physiological function in critical care settings is intra-arterial blood pressure monitoring.

Intra-arterial monitoring is a useful tool for monitoring immediate changes in a pateint's blood pressure values. The waveform offers valuable diagnostic information which is frequently used in critical care settings to titrate and manipulate various treatment modalities. It is a tool which must be cared for by competent, knowledgable nurses so the greatest benefits for patients can be realised and achieved.

2）血压监测的临床意义：动脉血压可分为：①收缩压（systolic pressure, SBp）：正常值为 90～120mmHg，主要保证脏器的供血。如当收缩压低于 70mmHg（9.33kPa），肾小球滤过率减少，发生少尿。②舒张压（diastolic pressure, DBp）：正常值为 60～80mmHg，是维持冠状动脉灌注压的重要基础。③平均动脉压（mean arterial pressure, MAP）：是心动周期的平均血压，正常值为 60～100mmHg，与心排血量和体循环血管阻力有关，是反映脏器组织灌注良好的指标之一。

（3）中心静脉压（central venous pressure, CVP）：中心静脉压是指右心房或胸腔内上、下腔静脉内的压力，是监测心功能和血容量的重要指标之一。

1）监测方法：中心静脉压主要经颈内静脉或锁骨下静脉穿刺，将中心静脉导管插至右心房或上腔静脉，也可经股静脉穿刺用较长导管插至下腔静脉。导管末端连三通管，分别接测压系统和输液装置，即可监测中心静脉压，又可经中心静脉输液。

2）临床意义：CVP 正常值为 5～12cmH_2O（0.49～1.0kPa）。当中心静脉压小于 5cmH_2O 表示右心房充盈不佳或血容量不足；大于 15cmH_2O，表示右心功能不全；大于 20cmH_2O，表示充血性心力衰竭。但当病人出现左心功能不全时，单纯监测 CVP 失去意义。CVP 监测是反映右心功能的间接指标，对了解循环血量和右心功能具有十分重要的临床意义，对临床指导治疗具有重要的参考价值，特别是持续监测其动态变化，比单次监测更具有指导意义。CVP 结合其他血流动力学参数综合分析，具有很高的参考价值。

Assisting with CVP placement

1 Adhere to institutional Policy and Procedure
2 Obtain history and assess the patient
3 Explain the procedure to the patient, include:
a) local anesthetic
b) trendelenberg positioning
c) draping
d) limit movement
e) need to maintain sterile field
f) post procedure chest X-ray
4 Obtain a sterile, flushed and pressurized transducer assembly
5 Obtain the catheter size, style and length ordered
6 Obtain supplies:
a) Masks
b) Sterile gloves
c)Line insertion kit
d) Heparin flush per policy
7 Position patient supine on bed capable of trendelenberg position
8 Prepare for post procedure chest X-ray

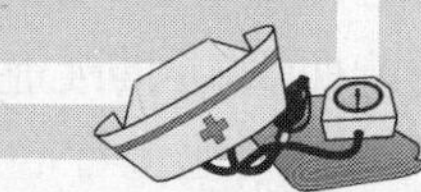

3）注意事项：①判断导管插入上、下腔静脉或右心房无误；②将玻璃管零点置于第 4 肋间右心房水平；③确保静脉内导管和测压管道系统内无凝血、空气，管道无扭曲等；④测压时确保静脉内导管通畅无阻；⑤加强管理，严格遵守无菌操作。

4）并发症：常见的有感染、出血和血肿、气胸、血胸、空气栓塞、血栓、神经和淋巴管损伤等。必须加强预防措施，一旦出现并发症，应立即采取积极治疗措施。

（4）肺动脉楔压（pulmonary arterial wedge pressure, PAWP）：中心静脉压不能反映肺静脉、左心房和左心室压力。因此，在中心静脉压升高之前，左心压力可能已经升高，但不能被中心静脉压的测定所发现。测定肺动脉压和肺动脉楔入压，可了解肺静脉和左心房的压力，以及反映肺循环阻力情况。

1）监测方法：通常选择右侧颈内静脉，从皮肤到右心房的距离最短，导管可直达右心房。应用尖端带有小囊的导管（Swan-Ganz 导管），从右侧颈内静脉插入上腔静脉后，将气囊充气，使其随血流经右心房、右心室而进入肺动脉。

2）正常值及临床意义：肺动脉压（PAP）10～22mmHg，肺毛细血管楔压（pulmonary capillary wedge pressure, PCWP）6～15mmHg 与左心房内压接近。PCWP 低于正常值，反映血容量不足；PCWP 增高反映肺循环阻力增高，有肺水肿存在。

3）注意事项：①导管顶端应位于左心房同一水平的肺动脉第一节分支。②漂浮导管前端最佳嵌入部位，应在肺动脉较大分支。③用机械通气或自发呼吸时，均应在呼气终末测 PCWP。④做温度稀释法测心排出量时，注射液的温度与受试者体温的差别应＞10℃，通常采用 0～4℃冰盐水，注射速度不可太快，一般每秒 2ml，连续 3 次，取平均值。

4）并发症：①心律失常：当导管进入到右心房时，宜将气囊充气，覆盖导管尖端，插入中遇到阻力时，不可用力插入。若心律失常频繁发生可暂停操作，可静脉注射利多卡因。②气囊破裂：充气量应＜1.5ml，并注意小心缓慢充气。如怀疑气囊破裂，应将注入的气体抽出，同时拔除导管。③血栓形成和栓塞：应注意定期用肝素盐水冲洗，有栓塞史和高凝状态病人需用抗凝治疗。④肺栓塞：充气量不可＞1.5ml，间断缓慢充气。⑤导管扭曲：遇到有扭曲时应退出和调换导管。⑥肺出血和肺动脉破裂：预防的措施是不要过度充气，测量 PAWP 的时间尽量缩短。⑦操作过程中必须严格遵守无菌原则，并加强导管护理，定期更换敷料，全身应用抗生素治疗。

（5）心排血量（cardiac output，CO）：是反映心泵功能的重要指标，通过 CO 测定，可判断心脏功能，诊断心力衰竭和低排综合征，估计预后，指导治疗。

心排血量由心率、前负荷、后负荷及心肌收缩性等因素决定，测量 CO 及计算心血管各项参数，可以了解心泵功能，并绘制心功能曲线，判断心脏做功与前、后负荷的关系，以及正确地进行心血管治疗，有助于心力衰竭和低排综合征诊断、处理和估计预后。心排血量和心血管计算参数的正常值见表 4-1。

Cardiac output: The amount of blood that is pumped by the heart per unit time, measured in liters per minute (L/min).

The amount of blood that is put out by the left ventricle of the heart in one contraction is called the stroke volume. The stroke volume multiplied by the heart rate is the cardiac output.

A normal adult's heart can easily pump 5 quarts (4.7 liters) of blood a minute. That is the cardiac output, the amount of blood the heart pumps through the circulatory system in a minute.

表 4-1 血流动力学指标正常值

血流动力学指标	正常范围
心排血量（CO）	4～8L/min
心脏指数（CI）	2.8～4.2L/（min·m^2）
每搏量（SV）	60～90ml
每搏指数（SI）	40～60ml/（m^2·beat）
每搏功（SW）	85～119g·m
左心室每搏功指数（LVSWI）	45～60g·m/m^2
右心室每搏功指数（RVSWI）	5～10g·m/m^2
体循环血管阻力（SVR）	900～1 500dyn·s/cm^2
肺血管阻力（PVR）	150～250dyn·s/cm^2

（四）中枢神经系统功能监测

1．意识状态的监测　正常人意识清醒，意识障碍是指人对周围环境及自身状态的识别和察觉能力出现障碍，主要由于中枢神经系统功能活动受损所致。临床评价意识状况及其严重程度的方法很多。

（1）传统方法：

1）嗜睡：是最轻的意识障碍，是一种病理性深睡，病人陷入持续的睡眠状态，可被唤醒，并能正确回答和做出各种反应，但当刺激去除后很快又再入睡。

2）意识模糊：是意识水平轻度下降，较嗜睡为深的一种意识障碍。病人能保持简单的精神活动，但对时间、地点、人物的定向能力发生障碍。

3）昏睡：是接近于不省人事的意识状态。不易被唤醒，虽在强刺激下（如压迫眶上神经，摇动病人身体等）可被唤醒，但很快又再入睡。醒时答话含糊或答非所问。

4）昏迷：是严重的意识障碍，表现为意识持续的中断或完全丧失。按其程度可分为轻度昏迷、中度昏迷和深度昏迷三个阶段。

这种分类简单、容易掌握，但有时不能确切反映临床实际情况或过于笼统，相互之间的界限有时很难严格区分。

（2）格拉斯哥昏迷评分法（Glasgow coma scale, GCS）：此种方法分别对病人的睁眼、言语、运动 3 方面的反应进行评分，再累计得分，用量化方法来表示意识障碍的程度，最高为 15 分，总分低于 8 分即表示昏迷状态，分数越低表明意识状态越严重（表 4-2）。

表 4-2　格拉斯哥昏迷计分法（GCS）

睁眼反应	计分	言语反应	计分	运动反应	计分
自动睁眼	4	回答正确	5	遵嘱活动	6
呼唤睁眼	3	回答错误	4	刺痛定位	5
刺痛睁眼	2	语无伦次	3	躲避刺痛	4
不能睁眼	1	只能发声	2	刺痛屈肢	3
		不能发声	1	刺痛伸肢	2
				不能活动	1

2．颅内压监测

（1）颅内压监测的作用：颅内压（intracranial pressure, ICP）监测可以连续地、动态地观察颅内压的变化。通过颅内压的变化，指导治疗；通过脑室液的引流，降低颅内压。颅内压监测还能判断预后，有大量证据表明颅内压的监测对病人预后的评估具有重要的价值：颅内压正常的病人预后最好，可控制的颅高压病人预后次之，难以控制的颅高压病人预后最差。

In a healthy adult, the ICP is usually in the range of 0 to 10 mmHg, and any pressure greater than 20mmHg is abnormal. When ICP is greater than 40mmHg, there is almost always some neurological dysfunction (impairment of consciousness, problems breathing, pupil dilation, compression of brain found on MRI) as well as impairment of the brain's electrical activity (an abnormal EEG). A pressure above 60mmHg is fatal, while pressures between 20 and 40mmHg indicate a much poorer outcome for patients suffering from such pressure.

（2）颅内压监测的适应证：

1）重型颅脑外伤：头部 CT 扫描异常（血肿、脑挫裂伤、脑水肿、基底池受压、脑室系统变窄等），可根据颅内压改变进行调整。头部 CT

正常时，若病人年龄＞40 岁、收缩压＜90mmHg、单侧或双侧锥体束征阳性时也应考虑行颅内压监测。

2）进行性颅内压升高：颅内压监测有利于诊断，必要时可引流脑脊液以降低颅内压。主要见于脑水肿、脑脊液循环通路受阻、脑脊液分泌增多或呼吸障碍、动脉压的急剧增高、颅脑外伤、颅内感染等。

3）颅脑手术后：颅脑手术后均可出现不同程度的脑水肿，如颅骨骨瓣复位不当或包扎过紧，或因术后疼痛引起颅内压变化，此时进行颅内压监测有重要意义，可根据压力变化波形，判断病情变化、治疗效果及病人预后。

（3）测压方法：颅内压监测是指通过各种小型的颅内压计对颅内压进行直接监测。原理是将颅内压力传送到压力传感器通过压力换能器和定标器再经信号放大器加以放大后在监测仪上显示记录。常用的方法有：①脑室内测压：经颅骨钻孔后，将硅胶导管插入侧脑室，然后连接换能器，再接上监测仪即可测试颅内压。②硬膜外测压：将压力换能器放置于硬膜外，避免压迫过紧或过松，以免读数不准，此法感染较少，可长期监测，但装置昂贵，不能普遍应用。③腰部蛛网膜下腔测压：即腰椎穿刺法，此法操作简单，但有一定危险，颅内高压时不能应用此法，同时颅内高压时，脑室与蛛网膜下腔间可有阻塞，测出的压力不能代表颅内压。④光导纤维颅内压监测：是一种比较先进的监测仪器。颅骨钻孔后，将传感器探头以水平位插入 2cm，放入硬脑膜外，此法操作简单，可连续监测，活动时对压力影响不大，常被采用。

$PaCO_2$ 和 PaO_2 的变化可以影响脑血流的变化，导致颅内压改变。气管内插管，咳嗽、喷嚏、颈静脉受压、血压升高等均可致颅内压升高。

3．脑电监测

（1）脑电图（electroencephalography, EEG）：人体组织细胞总是在自发地不断地产生着很微弱的生物电活动。利用在头皮上安放的电极将脑细胞的电活动引出来并经脑电图机放大后记录在专门的纸上，即得出有一定波形、波幅、频率和位相的图形、曲线。当脑组织发生病理或功能改变时，这种曲线即发生相应的改变。脑电图是了解脑功能状态和辅助诊断脑部疾病的一种常用检查方法。同时也是昏迷病人脑功能监测的重要指标，它可判断病情及预后。

（2）脑电地形图（brain electricity topographic diagram, BETD）：是在 EEG 的基础上将脑电信号先经脑电记录仪放大后再输入脑电地形系统，计算机进行二次处理后转换成图形的形式。脑电地形图为监测脑功能状态的一项新技术。脑电地形图能客观地反映各部电位变化的空间分布状态，在很多情况下能发现普通脑电图中难以出现的脑电活动。在很多疾病的早期即可出现脑电地形图异常，且病变部位图像直观醒目，它既能反映脑部的病理变化，又能准确地确定病变的位置，临床上用来诊断脑血管疾病、脑肿瘤、老年痴呆等。

（3）脑诱发电位（evoked brain potentials）：给人体感官、感觉神经或运动皮质、运动神经以刺激，兴奋沿相应的神经通路向中枢或外周传导，在传导过程中，产生的不断组合传递的电位变化，即为诱发电位，对其加以分析，可以反映出不同部位的神经功能状态。常用的有视觉诱发电位、听觉诱发电位和体觉诱发电位，主要用于监测脑干功能，且不易受麻醉或巴比妥类药物影响，故适宜于手术室或监测室应用。

4．脑血流图监测　脑是机体代谢最旺盛的器官之一，脑的重量仅为体重的 2%，脑血流量却占心排出量的 15%，脑的耗氧量占全身耗氧量的 20%～25%。脑功能需要依赖足够的血供才能维持，故通过脑血流监测，也可以反映脑功能状态。目前常用的脑血流测定装置主要有脑电阻、Doppler 血流测定仪等。

（1）脑电阻（rheoencephalography, REG）检查：通过放置在头部的电极给以微弱的高频电流，由于血液的电阻率最小，其电阻可随心动周期供血的变化而变化，这种节律性的阻抗变化，可产生与脉搏一致的导电改变而描记的一种阻抗脉波，为主动脉内脉压波向脑血管传递的容积脉搏波，经血流图仪放大，可描记出波动性曲线，对其进行测量、计算、分析，可间接了解外周阻力、血管弹性和供血情况。一般认为头部阻抗脉波 2/3 来自颅内血流，1/3 来自颅外血流，故 REG 变化主要受颅内动脉血流的影响。它主要反映脑血管的血流充盈度、动脉壁弹性和血流动力学变化，从而判断脑血管和脑功能状态，有一定临床意义，并广泛应用于临床。

（2）Doppler 血流测定：原理是通过发射的超声位相与折返的超声波音频变化，来判断血流方向和血流速度，从而了解脑血流或其他部位的血流动态，进一步评估脑部的功能状态。Doppler 血流测定技术摒弃了传统的脑血流图的不准确性和脑血管造影的有创伤性，同时为 CT、MRI 等现代影像技术提供了脑血管血流动力学参考信息，成为影像诊断的重要佐证，可为脑血管病的诊断、监测、治疗提供参考信息，并对能引起脑血流动力学变化的因素进行分析。

（五）肾功能监测

肾功能监测包括肾小球滤过功能和肾小管重吸收、酸化等功能监测，是判断肾脏疾病严重程度和预测预后、确定疗效、调整某些药物剂量的重要依据。重症病人的肾功能状态对整个机体或各个病损脏器功能的治疗均有明显的临床意义，因此，对重症病人进行严密的肾功能监测是一项十分重要的指标。

1．尿量（urine volume） 尿量是反映肾血流量和肾排泄功能的最直接的指标，正常成人 24 小时尿量平均为 1 500ml。在临床上通常记录每小时及 24 小时尿量。当每小时尿量＜ 30ml 时，多为肾血流灌注不足，间接提示全身血容量不足。当 24 小时尿量＜ 400ml 称为少尿，表示有一定程度肾功能损害；24 小时尿量＜ 100ml 为无尿，是肾衰竭的基础诊断依据。

Blood and urine tests are routinely carried out in a clinical chemistry laboratory to evaluate acute renal failure and for renal monitoring. They can detect a build up of waste products in the blood and chemical imbalances in the body and may help diagnose an underlying disease or infection.

2．肾脏浓缩和稀释功能试验 主要用于监测远端肾单位（髓袢、远端小管、集合管）重吸收功能。方法为：病人保持日常的饮食和生活习惯，试验日上午 8 时排空膀胱尿液，至晚 8 时每 2 小时留尿一次，晚 8 时至次晨 8 时留尿一次，分别测定各次尿量和比重。正常情况下，昼尿量与夜间尿量之比为 3～4:1；夜间 12 小时尿量应少于 750ml；最高的一次尿比重应在 1.020 以上；最高尿比重与最低比重之差应大于 0.009。少尿、高比重尿见于血容量不足引起的肾前性少尿；多尿、低比重尿、夜尿增多或比重固定在 1.010，表明肾小管浓缩功能差，见于慢性肾炎、慢性肾衰竭、慢性肾盂肾炎、慢性间质性肾炎、痛风肾损害、急性肾衰竭多尿期或其他继发性肾小管间质疾病。

3．血尿素氮（blood urea nitrogen, BUN） 尿素氮是体内蛋白质代谢产物。在正常情况下，血中尿素氮主要是经肾小球滤过，而随尿排出。当肾实质有损害时，由于肾小球滤过功能降低，致使血流中浓度增高。因此，测定 血中 BUN 的含量，可以判断肾小球的滤过功能。正常值为 2.9～6.4mmol/L。血中尿素氮含量增高常见于：①肾脏本身的疾病：如慢性肾炎、肾血管硬化症等。肾脏功能轻度受损时，BUN 可无变化，当 BUN 高于正常时，肾脏的有效肾单位往往已有 60%～70% 的损害，因此，BUN 测定不是一项敏感方法。但是，其对尿毒症诊断有特殊价值，其增高的程度与病情严重程度成正比，故对病情的判断和预后的估计有重要意义。临床上动态监测尿素氮浓度极为重要，进行性升高是肾功能进行性恶化的重要指标之一。②肾前或肾后因素：如脱水、循环衰竭、尿路结石或前列腺肥大等引起的尿路梗阻，引起尿量显著减少或无尿。③体内蛋白质过度分解疾病：如急性传染病、上消化道出血、大面积烧伤等。

Blood urea nitrogen (BUN) measures the amount of urea nitrogen, a waste product of protein metabolism, in the blood. Urea is formed by the liver and carried by the blood to the kidneys for excretion. Because urea is cleared from the bloodstream by the kidneys, a test measuring how much urea nitrogen remains in the blood can be used as a test of renal function. However, there are many factors besides renal disease that can cause BUN alterations, including protein breakdown, hydration status, and liver failure.

4．血肌酐（blood creatinine, BCr） 血肌酐主要由肾小球滤过排出体外，肾小管基本不重吸收且排泌量也较少。正常值全血肌酐为 88.4～176.8μmol/L；血清肌酐，男性 53～106μmol/L；女性 44～97μmol/L。当肾实质损害，肾小球滤过率（glomerular filtration rate, GFR）降低时，血中肌酐浓度就会急剧上升，故测定血中肌酐浓度可作为判断肾小球滤过率受损的指标，敏感性较高。如急、慢性肾衰竭时，血肌酐明显增高。血肌酐测定还可用于鉴别肾前性和肾实质性少尿，如器质性肾衰竭，血肌酐常＞ 200μmol/L，肾前性少尿（心力衰竭、脱水、肝肾综合征）血肌酐浓度上升多不超过 200μmol/L。

5．尿 / 血渗透压比值　此比值是反映肾小管浓缩功能的指标。正常值为尿渗透压 600～1 000mOsm/L，血渗透压 280～310mOsm/L。尿 / 血渗透压比值为 2.50±0.8。功能性肾衰时，尿渗透压超过正常。急性肾衰时，尿渗透压接近血浆渗透压，两者比值＜ 1.1。

6．内生肌酐清除率　肾脏在单位时间内能把若干毫升血液中的内生肌酐全部清除出去，称为内生肌酐清除率（endogenous creatinine clearance rate）。是判断肾小球滤过功能的简便而有效的方法之一，可用于评估肾功能损害的程度及指导肾衰竭的治疗。正常成人内生肌酐清除率平均值为 80～100ml/min。内生肌酐清除率如降到正常值的 80% 以下，则表示肾小球滤过功能有减退；若降至 51～70ml/min 为轻度损伤；降至 31～50ml/min 为中度损伤；降至 30ml/min 以下为重度损伤。多数急性和慢性肾小球肾炎病人皆可有内生肌酐清除率降低。

Creatinine and creatinine clearance tests measure the level of the waste product creatinine in your blood and urine. These tests provide information about how well your kidneys are working. Creatinine is produced at a steady rate and is affected very little by diet or by normal physical activities. If your kidneys are damaged and cannot function normally, the amount of creatinine in your urine decreases while its level in your blood increases.

7．酚红（phenolsulfonphthalein）排泄试验　酚红经静脉注入后大部分与血浆白蛋白结合，除极少一部分从胆汁排出外，主要由肾脏排出，约 94% 自肾小管排泌。测定规定时间内的酚红排泌量，可作为肾脏排泄功能的指标之一。此试验主要反映肾小管的排泌功能，但并不是一种特异性的检查方法，因为其排泌量在很大程度上还受肾血流量的影响。正常成人 15 分钟排泄率为 25%～50%；30 分钟为 40%～60%；60 分钟为 50%～75%；120 分钟为 55%～85%。判断的标准是 15 分钟的排泄率应在 25% 以上，2 小时总排泄量应在 55% 以上。若 15 分钟酚红排泄量低于 12%，2 小时总量低于 55%，而又无肾外因素的影响，则表示肯定有肾功能不全。若 2 小时排泄总量为 40%～55%，则表示有轻度肾功能损害；25%～39% 为中度损害；11%～24% 为重度损害；0～10% 为极为严重的损害。

（六）血液气体监测

1．血液酸碱度（pH） 动脉血中的 pH 为 7.35～7.45，平均 7.40。人体能耐受的最低 pH 为 6.90，最高 pH 为 7.70。pH ＜ 7.35 为失代偿性酸中毒（acidosis）。pH ＞ 7.45 为失代偿性碱中毒（alkalosis）。pH 为 7.35～7.45 可有三种情况：正常；代偿了的酸碱紊乱；酸中毒合并碱中毒。

Blood gas analysis, also called arterial blood gas (ABG) analysis, is a test which measures the amount of oxygen and carbon dioxide in the blood, as well as the acidity (pH) of the blood. The blood sample is obtained by arterial puncture (usually in the wrist, although it could be in the groin or arm) or from an arterial line already in place. If a puncture is needed, the skin over the artery is cleaned with an antiseptic. A technician then collects the blood with a small sterile needle attached to a disposable syringe. The patient may feel a brief throbbing or cramping at the site of the puncture. After the blood is drawn, the sample must be transported to the laboratory as soon as possible for analysis.

2．动脉血二氧化碳分压（arterial partial pressure of carbon dioxide, $PaCO_2$） 指物理溶解在动脉血中 CO_2 所产生的张力。正常值：35～45mmHg（4.7～6.0kPa），平均 40mmHg（5.33kPa）。$PaCO_2$ 监测能够：①判断肺泡通气量：$PaCO_2$ 降低表示肺泡通气过度；$PaCO_2$ 升高表示肺泡通气不足。②判断呼吸性酸碱失衡：呼吸性酸中毒（respiratory acidosis）时 $PaCO_2$ 原发性升高；呼吸性碱中毒（respiratory alkalosis）时，$PaCO_2$ 原发性降低。③判断代谢性酸碱失衡有否代偿及复合性酸碱失衡：代谢性酸中毒（metabolic acidosis）代偿后，$PaCO_2$ 降低；代谢性碱中毒（metabolic alkalosis）代偿后，$PaCO_2$ 应升高。④诊断Ⅱ型呼吸衰竭（respiratory failure）：Ⅰ型呼吸衰竭仅有 PaO_2 降低，$PaCO_2$ 降低或正常；Ⅱ型呼吸衰竭：PaO_2 降低，$PaCO_2$ ＞ 50mmHg（6.67kPa）。

3．动脉血氧分压（arterial partial pressure of oxygen, PaO_2） 指物理溶解于动脉血中氧产生的张力。正常值 PaO_2 为 90～100mmHg（12.0～13.3kPa），低于此值为低氧血症。90～60mmHg 为轻度缺氧；60～40mmHg 为中度缺氧；40～20mmHg 为重度缺氧。

4．动脉血氧饱和度（arterial oxygen saturation, SaO_2） 系指动脉血单位血红蛋白带 O_2 的百分比。正常值为 96%～100%。SaO_2 与 PaO_2 的相关曲线称为氧合 Hb 解离曲线，氧离曲线的特点是既有利于血流从肺泡摄取氧，又有利于氧在组织中的释放。当各种原因导致 pH 降低、$PaCO_2$ 升高、温度升高及 2，3-DPG 增加时，曲线右移，HbO_2 容易释放 O_2，供组织利用；反之，上述各指标相反变化，曲线左移，HbO_2 结合牢固，O_2 不易释放出来，组织可利用的 O_2 减少，会加重组织缺氧。

5．动脉血氧含量（oxygen content of arterial blood, CaO_2） 指 100ml 动脉血中携带 O_2 的毫升数。它包括与 Hb 结合氧的量，还包括溶解于血浆中的 O_2 量（以 ml/dl 表示），正常值：

16～20ml/dl。贫血时 CaO_2 下降；红细胞增多时，CaO_2 增高。肺功能受损时，CaO_2 下降；心功能受损时，CaO_2 下降。

6．实际碳酸氢盐（actual bicarbonate, AB） 实际测得的动脉血中 HCO_3^- 含量。正常值：25 mmol/L±3mmol/L。AB 受代谢和呼吸因素的双重影响。AB 下降为代谢性酸中毒或呼吸性碱中毒代偿；AB 增高为代谢性碱中毒或呼吸性酸中毒代偿；AB 正常，不一定为正常，如呼吸性酸中毒合并代谢性酸中毒，应具体分析。

7．标准碳酸氢盐（standard bicarbonate, SB） 取全血在标准状态下（$PaCO_2$ 为 40mmHg，温度为 37℃，血红蛋白 100% 饱和）测得动脉血中 HCO_3^- 的含量为标准 HCO_3^-。正常值：25 mmol/L±3mmol/L。由于排除了呼吸因素的影响，所以 SB 升高为代谢性碱中毒，SB 降低为代谢性酸中毒。正常情况下 AB=SB。若 AB＞SB 为高碳酸血症，CO_2 贮留；若 AB＜SB 为低碳酸血症，CO_2 呼出过多。

8．碱剩余（base excess, BE） 在标准状态下（条件同 SB）将每升动脉血的 pH 滴定到 7.40 时所用的酸或碱的 mmol 数。若滴定所需要的是酸，说明血内为碱性，BE 为正值；若滴定所需要的是碱，说明血内是酸性的，BE 为负值。正常值：±3mmol/L，平均为 0。BE 正值增大，表示代谢性碱中毒；BE 负值增大，表示代谢性酸中毒。

9．碱储备或称缓冲碱（buffer base, BB）总量 血浆中具有缓冲能力的负离子总量。正常值：45～55mmol/L。BB 增高为代谢性碱中毒，或呼吸性酸中毒代偿；BB 降低为代谢性酸中毒，或呼吸性碱中毒代偿。

10．血浆阴离子间隙（anion gap, AG） 血浆中未测定的阴离子（UA）和未测定阳离子（UC）之差。正常值：12mmol/L±2mmol/L。AG 升高大多情况下提示代谢性酸中毒，AG 还用于复合性酸碱失衡的鉴别诊断。

二、监测分级

在 ICU 进行监测治疗的病人，监测的内容很多，根据不同的病种和病情的严重程度，选择适宜的监测指标，除常规进行一般护理和根据病情进行系统监测外，尚需对每位病人进行分级监测护理。临床上一般将监测分为三级。

（一）一级监测

1．连续监测心电图、直接动脉血压或间接动脉血压，每 2～4 小时测一次中心静脉压和 / 或肺毛细血管楔压，每 8 小时测心排血量。

2．每小时测呼吸频率，每 4～6 小时查动脉血气，连续监测 SpO_2。行机械通气治疗时，应显示潮气量（VT）、肺活量（VC）、吸入氧浓度（FiO_2）及气管内压力等。

3．测每小时尿量及比重，每 4～6 小时总结一次出入量平衡情况。

4．每 12 小时查血糖、血浆电解质及血细胞比容，每日检查血常规、BUN 和血肌酐。胸部 X 线根据情况，随时采用。

5．每 4～6 小时测一次体温，必要时可连续监测。

（二）二级监测

1．连续监测心电图，每 1～2 小时测血压一次，每 2～4 小时测 CVP。

2．每小时测呼吸频率，每 8 小时查动脉血气。呼吸机治疗者，应随时查。连续监测 VT、VC 及气管内压力。

3．测 2 小时尿量及比重，每 8 小时总结一次出入量平衡情况。

4．每 8 小时测体温 1 次。

5．每日查血、尿常规、血浆电解质、血糖、BUN。胸部 X 线检查可根据情况随时选用。

（三）三级监测

1. 连续监测心电图、每 1～2 小时测血压 1 次。

2．每 1～2 小时测呼吸频率，每日查动脉血气。

3．监测尿量，每小时查尿量及比重，每 24 小时总结出入量平衡。

4．每 8 小时测体温。

5．每天查血、尿常规，血浆电解质及血糖，必要时查肝、肾功能及胸部 X 线。

监测的项目应根据具体情况而随时变化，尤其是重症病人，病情变化，监测的项目应随时调整，不可一成不变，危重病人常涉及许多器官功能，但主要是呼吸和循环功能。因此，对呼吸和循环功能的监测更为重要。

（余尚昆）

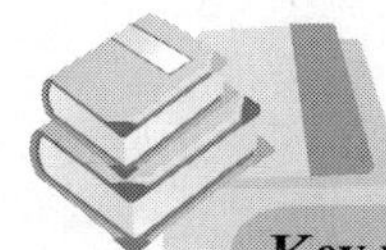

Key words

critical / 'kritikəl / adj. 评论的，批评的，危急的

intensive / in'tensiv / adj. 强烈的，加强的，

oximeter / ɔk'simitə / n.（医）血氧(定量)计

hemodynamics / ˌhiːməudai'næmiks / n. 血流动力学

ultrasonic / ˌʌltrə'sɔnik / adj. 超声（波）的

electrocardiograph / ɪlektrəu'kɑːdɪəugrɑːf / n. （医）心动电流描记器，心电图仪

biochemistry / 'baiəu'kemistri / n. 生物化学

auto biochemistry analyzer / 'ɔːtəu 'baiəu'kemistri 'ænəlaizə / 自动生化分析仪

microcirculation / ˌmaikrəu'səːkju'leiʃ ən / n. 微循环

microcirculation analyzer / ˌmaikrəu'səːkju'leiʃ ən 'ænəlaizə / 微循环测定仪

ophthalmoscope / ɔf'θælməskəup / n. 检眼镜

infusion / in'fjuːʒən / n. 灌输

pump /pʌmp / n. 泵

micro-computer infusion pump/ maikrə kəm'pjuːtə in'fjuːʒən pʌmp / 微型电脑输液泵

syringe / 'sirindʒ / n. 注射器

syringe pump / 'sirindʒ pʌmp / 注射泵

respirator / 'respəreitə / n. 呼吸器，呼吸机

cardiac / 'kɑːdiæk / adj. 心脏的

defibrillator / diːˌfaibri'leitə / n. 去颤器，除颤器：

cardiac defibrillator / 'kɑːdiæk diːˌfaibri'leitə / 心脏除颤器

pacemaker / 'peismeikə / n. 起搏点，起搏器

cardiac pacemaker / 'kɑːdiæk 'peismeikə / 心脏起搏器

aortic / ei'ɔːtik / n. 主动脉的

counterpulsation / ˌkauntəpʌl'seiʃ ən / n. 反搏法

intra aortic balloon counterpulsation / 'ɪntrə ei'ɔːtik bə'luːn ˌkauntəpʌl'seiʃ ən / 主

动脉内球囊反搏法
purification / ˌpjuərifiˈkeiʃən / n. 净化
blood purification / blʌd ˌpjuərifiˈkeiʃən / 血液净化
anesthetic / ˌænisˈθetik / adj. 麻醉的
anesthetic machine / ˌænisˈθetik məˈʃiːn / 麻醉机
respiratory / risˈpaiərətəri / adj. 呼吸的
respiratory movement / risˈpaiərətəri ˈmuːvmənt / 呼吸运动
abdominal / æbˈdɔminl / adj. 腹部的
breathing / ˈbriːðiŋ / n. 呼吸
abdominal breathing / æbˈdɔminl ˈbriːðiŋ / 腹式呼吸
thoracic / θɔ(ː)ˈræsik / adj. 胸的
thoracic breathing / θɔ(ː)ˈræsik ˈbriːðiŋ / 胸式呼吸
respiratory rate, RR / risˈpaiərətəri reit / 呼吸频率
tachypnea / ˌtækipˈniːə / n. 呼吸促迫，呼吸急促
bradypnea / ˌbrædiˈniːə; ˌbrædipˈniːə / n. 呼吸过缓
tidal / ˈtaidl / adj. 潮汐的
respiration / ˌrespiˈreiʃən / n. 呼吸，呼吸作用
tidal respiration / ˈtaidl ˌrespiˈreiʃən / 潮式呼吸
periodic respiration / piəriˈɔdik ˌrespiˈreiʃən / 周期性呼吸
sighing respiration / saiiŋ ˌrespiˈreiʃən / 叹气样呼吸
lung / lʌŋ/ n. 肺，肺脏
lung capacity / lʌŋ kəˈpæsiti / 肺容量
tidal volume，VT / ˈtaidl ˈvɔljuːm / 潮气量
vital capacity, VC / ˈvaitl kəˈpæsiti / 肺活量
alveolar / ælˈviələ, ælviˈəulə / adj. 小泡的
alveolar ventilation, VA / ælˈviələ ventiˈleiʃən / 肺泡通气量
residual / riˈzidjuəl / adj. 剩余的，残留的
functional residual capacity / ˈfʌŋkʃənl riˈzidjuəl kəˈpæsiti / 功能残气量
maximum voluntary ventilation, MVV / ˈmæksiməm ˈvɔləntəri ventiˈleiʃən / 最大通气量
time vital capacity, TVC / taim ˈvaitl kəˈpæsiti / 时间肺活量
forced expiratory volume, FEV / fɔːst iksˈpaiərətəri ˈvɔlju(ː)m / 用力呼气量
ventilation perfusion ratio, VA/Q / ventiˈleiʃən pə(ː)ˈfjuːʒən ˈreiʃiəu / 通气与血流比
arterial / ɑːˈtiəriəl / adj. 动脉的
arterial pressure, AP / ɑːˈtiəriəl ˈpreʃə / 动脉压
systolic / siˈstɔlik / adj. 心脏收缩的
systolic pressure, SBp / sɪˈstɔlɪk ˈpreʃə / 收缩压
diastolic / ˌdaiəˈstɔlik / adj. 心脏舒张的
diastolic pressure, DBp / ˌdaiəˈstɔlik ˈpreʃə / 舒张压
mean arterial pressure, MAP / miːn ɑːˈtiəriəl ˈpreʃə / 平均动脉压
wedge / wedʒ / n. 楔；vt. 楔入，楔进
pulmonary / ˈpʌlmənəri / adj. 肺部的
pulmonary arterial wedge pressure, PAWP / ˈpʌlmənəri ɑːˈtiəriəl wedʒ ˈpreʃə / 肺动脉楔压

capillary / kə'piləri / n. 毛细血管
pulmonary capillary wedge pressure, PCWP / 'pʌlmənəri kə'piləri wedʒ 'preʃ ə / 肺毛细血管楔压
cardiac output，CO / 'kɑːdiæk 'autput / 心排血量
intracranial / ˌintrə'kreiniəl / adj. 头颅内的，颅骨内的
intracranial pressure, ICP / ˌintrə'kreinjəl 'preʃ ə / 颅内压
apnea / æp'niːə / n. 无呼吸，呼吸暂停
intermittent / ˌintə(ː)'mitənt / adj. 间歇的，断断续续的
intermittent respiration / ˌintə(ː)'mitənt ˌrespi'reiʃ ən / 间停呼吸
noninvasive /'nɔnin'veisiv/ adj. 非侵袭的
atrial / ɑːtriəl; 'eitriəl / adj. 心房的
coma / 'kəumə / n. 昏迷
electroencephalography, EEG / i'lektrəuenˌsefə'lɔgrəfi / n. 脑电图
topographic / ˌtɔpə'græfik / adj. 地志的，地形学上的
brain electricity topographic diagram, BETD / brein ɪlek'trɪsɪtɪ ˌtɔpə'græfik 'daiəgræm / 脑电地形图
evoked / i'vəuk / adj. 诱发的
potential / pəu'tenʃ əl / n. 电位
evoked brain potentials / i'vəuk brein pəu'tenʃ əl / 脑诱发电位
rheoencephalography, REG / ˌriːəˌen'sefələgrɑːf / n. 脑电阻
urea / 'juəriə / n. 尿素
nitrogen / 'naitrədʒən / n. 氮
glomerular / gləu'merjulə / adj. 肾小球的
glomerular filtration rate, GFR / gləu'merjulə fil'treiʃ ən reit / 肾小球滤过率
endogenous / en'dɔdʒənəs / adj. 内生的
creatinine / kri'ætinin / n. 肌酐
endogenous creatinine clearance rate / en'dɔdʒənəs kri'ætinin 'kliərəns reit / 内生肌酐清除率
phenolsulfonphthalein / ˌfiːnɔlˌsʌlfəun'θæliːn / n. 酚红
acidosis / ˌæsi'dəusis / n. 酸中毒
alkalosis / ˌælkə'ləusis / n. 碱中毒
carbon / 'kɑːbən / n. 碳
dioxide / dai'ɔksaid / n. 二氧化物
partial / 'pɑːʃ əl / adj. 部分的
arterial partial pressure of carbon dioxide, $PaCO_2$ / ɑː'tiəriəl 'pɑːʃ əl 'preʃ ə 'kɑːbən dai'ɔksaid / 动脉血二氧化碳分压
respiratory acidosis / ris'paiərətəri ˌæsi'dəusis / 呼吸性酸中毒
respiratory alkalosis / ris'paiərətəri ˌælkə'ləusis / 呼吸性碱中毒
metabolic / ˌmetə'bɔlik / adj. 代谢作用的，新陈代谢的
metabolic acidosis / ˌmetə'bɔlik ˌæsi'dəusis / 代谢性酸中毒
metabolic alkalosis / ˌmetə'bɔlik ˌælkə'ləusis / 代谢性碱中毒
failure / 'feiljə / n. 衰竭
respiratory failure / ris'paiərətəri 'feiljə / 呼吸衰竭
arterial partial pressure of oxygen, PaO_2 / ɑː'tiəriəl 'pɑːʃ əl 'preʃ ə 'ɔksidʒən / 动脉

血氧分压
saturation / ˌsætʃəˈreiʃən / n. 饱和度
arterial oxygen saturation, SaO_2 / ɑːˈtiəriəl ˈɔksidʒən ˌsætʃəˈreiʃən / 动脉血氧饱和度
oxygen content of arterial blood, CaO_2 / ˈɔksidʒən kənˈtent ɑːˈtiəriəl blʌd / 动脉血氧含量
bicarbonate / baiˈkɑːbəneit / n. 碳酸氢盐
actual bicarbonate, AB / ˈæktjuəl baiˈkɑːbəneit / 实际碳酸氢盐
standard bicarbonate, SB / ˈstændəd baiˈkɑːbəneit / 标准碳酸氢盐
base / beis /n. 碱
base excess, BE / beis ikˈses / 碱剩余
buffer / ˈbʌfə / n. 缓冲系
buffer base, BB / ˈbʌfə beis / 缓冲碱
anion / ˈænaiən / n. 阴离子
anion gap, AG / ˈænaiən gæp / 阴离子间隙

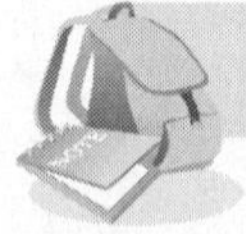

复习题

【名词解释】

1. Intensive Care Unit（ICU）
2. 中心温度
3. Central Venous Pressure（CVP）
4. 潮气量

【填空题】

1. ICU 的模式有（　　）、（　　）、（　　）三种。
2. 中心温度及周围温度监测的临床意义为（　　）。
3. 呼吸功能监测中通气功能监测的内容有（　　）、（　　）、（　　）和（　　）。
4. 格拉斯哥昏迷评分法（Glasgow coma scale,GCS）分别对病人的（　　）、（　　）和（　　）3 方面的反应进行评分。
5. 颅内压监测常用的方法有：（　　）、（　　）、（　　）和（　　）。

【选择题】

1. 一般综合医院 ICU 床位数不正确的为
   A. 可占总床位的 1%～2%　　B. 最多 12 张
   C. 根据医院总床位确定　　D. 根据病区病人人数确定
   E. 根据医院条件任意设置
2. ICU 收治的对象不包括
   A. 心肌梗死　　B. 临终状态　　C. 严重创伤　　D. 急性药物中毒
   E. 重大手术治疗
3. 危重病人神经系统监测的内容不包括

A．意识状态　　B．中心静脉压　　C．对疼痛的刺激反应
D．脑电图　　E．颅内压监测

4．判断呼吸性酸碱平衡失调的主要指标是
A．标准碳酸氢盐　B．实际碳酸氢盐　C．$PaCO_2$　D．碱剩余
E．碱储备

5．关于中心静脉压，不正确的叙述是
A．正常值为 5～12cm H_2O　　B．反映左心室前负荷和血容量
C．指胸腔内上、下腔静脉内的压力　　D．右心及全心衰竭时升高
E．失血及脱水和周围血管张力减退时降低

6．应用漂浮导管时为减少肺栓塞的发生，充气量不可大于
A．0.5ml　B．1ml　C．1.5ml　D．2ml　E．2.5ml

7．通气血流比的正常值为
A．1.0　B．0.8　C．0.6　D．0.4　E．0.2

8．A nurse plans care for a client with chronic obstructive pulmonary disease（COPD）knowing that the client is most likely to experience what type of acid-base imbalance?
A．Respiratory acidosis　　B．Respiratory alkalosis
C．Metabolic acidosis　　D．Metabolic alkalosis

【问答题】

1．酸碱平衡失调的基本类型有哪几类？
2．心电监测的临床意义有哪些？
3．说出直接动脉压监测的优缺点。

参考答案

选择题

1. E　2.B　3.B　4.C　5.B　6.C　7. B　8. A

第五章　心脏骤停与心肺脑复苏

Chapter 5　Cardiac Arrest and Cardiopulmonary Cerebral Resuscitation

学习目标

1. 掌握进一步生命支持和延续生命支持的治疗、护理要点。
2. 熟练掌握心脏骤停的诊断、基础生命支持操作方法。
3. 熟悉心肺脑复苏的定义、心脏骤停的原因及病理。

使心跳、呼吸骤停的病人迅速恢复循环、呼吸和脑功能所采取的抢救措施称心肺脑复苏（cardiopulmonary cerebral resuscitation，CPCR）。

心脏骤停（cardiac arrest）是指病人的心脏在正常或无重大病变的情况下，由于各种原因导致心脏突然停搏，有效泵血功能消失，引起全身严重缺血、缺氧。当心脏骤停病人处于“临床死亡（clinical death）”期，如能及时采取有效的复苏措施，则有可能挽救其生命。

第一节　心 脏 骤 停

Cardiac Arrest

一、心脏骤停的原因

导致心脏骤停的原因可分为两大类：

（一）心源性原因

1．冠状动脉粥样硬化性心脏病（coronary atherosclerotic heart disease）　急性冠状动脉供血不足或急性心肌梗死常引发心室颤动（ventricular fibrillation, VF）或心室停搏，是造成成人心脏骤停最常见的病因。

2．心肌病变　急性病毒性心

It is well-known that CPR can save someone's life, but it is a situation that none of us wish to happen. But if someone you know or someone near you suddenly collapeses, stops breathing and has no heartbeat, do you know how to do? Can you help restore his or her breathing and heartbeat until medical professionals arrive on the scene?

Knowing how to administer CPR-life-saving measures including mouth-to-mouth breathing and chest compressions, may increase chances for a person's survival and avoid damage caused by lack of oxygen to the brain. A person has to need CPR during or following such conditions as heart attack, stroke, drug overdose, massive blood loss, or carbon monoxide poisoning; or to restore breathing and heartbeat after choking, drowning, suffocation, or electrocution.

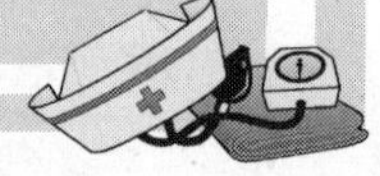

肌炎及原发性心肌病常并发室性心动过速或严重的房室传导阻滞，易导致心脏骤停。

3．主动脉疾病　主动脉瘤破裂、夹层动脉瘤、主动脉发育异常等。

（二）非心源性原因

1．呼吸停止　如溺水、气管异物等所致的呼吸停止可导致心脏骤停。

2．严重的电解质与酸碱平衡失调　严重低血钾、高血钾、高血镁及酸中毒均可导致心脏骤停。

3．药物中毒或过敏　如氯喹、洋地黄类、奎尼丁等药物的毒性反应可致严重心律失常而引起心脏骤停。青霉素、链霉素、某些血清制剂等发生严重过敏反应时，也可导致心脏骤停。

4．各种意外事故　如电击、雷击、自缢等。

5．麻醉和手术意外。

二、心脏骤停的类型

根据心电图（electrocardiogram，ECG）表现将心脏骤停分为心室纤颤、心脏停搏和心电机械分离三种类型。

1．心室纤颤　心室肌发生极不规则的快速而又不协调的颤动，心脏有效泵血功能消失。

2．心脏停搏　心脏大多处于舒张状态，无任何动作，ECG 呈一直线。

3．心电机械分离　心电图仍有低幅的心室复合波，而心脏并无有效的泵血功能。

三、心脏骤停的表现

1．突然意识丧失。

2．大动脉搏动消失，血压测不到。

3．心音消失。

4．呼吸停止。

5．瞳孔散大。

6．面色苍白兼有发绀。

四、心脏骤停的诊断

最可靠且出现较早的临床征象是突然意识丧失，无自主呼吸，大动脉搏动消失，心脏骤停的诊断即可以成立。

诊断心脏骤停须迅速并与抢救衔接起来，应注意：①判断意识时，救护者可直接呼叫病人姓名或轻拍其肩（图 5-1）。不清楚有无头部损伤时不可摇其头部。明确意识丧失后，应立即呼救。②判断病人有无自主呼吸时，救护者先使其气道通畅，将耳及面部贴近病人口鼻，仔细听有无呼吸声音，面部感觉有无气体从呼吸道排出，眼睛观察胸廓有无起伏（图 5-2）。如呼吸停止，应

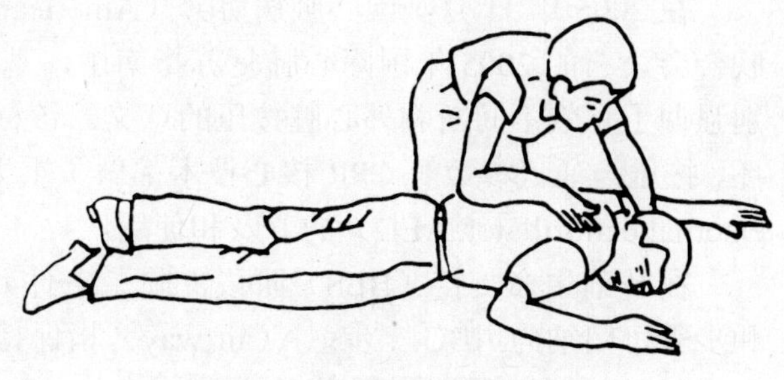

图 5-1　判断患者的意识状态

立即进行 2 次人工呼吸。③判断大动脉搏动时，一手置于病人前额使其头部保持后仰的同时，另一手触摸其颈动脉（图 5-3），婴儿可触摸其肱动脉。判断大动脉搏动应在 10 秒钟内完成，如无大动脉搏动，应立即进行胸外心脏按压。

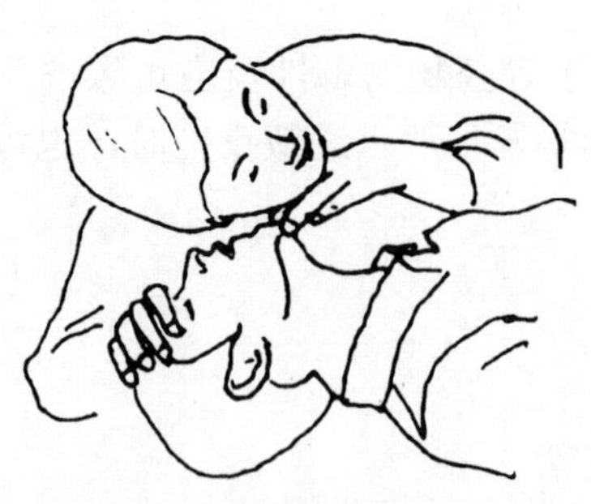

图 5-2 判断患者的呼吸

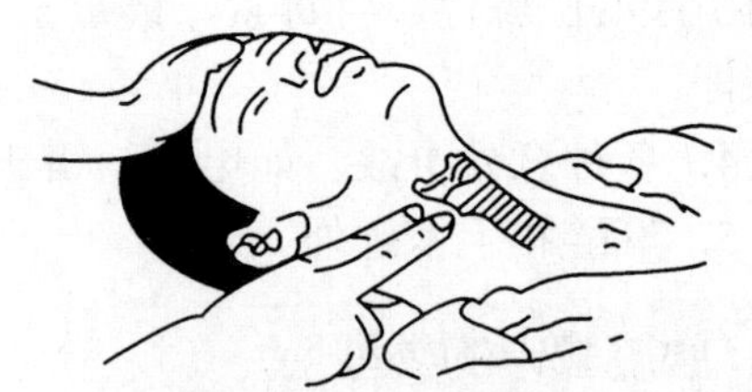

图 5-3 触摸颈动脉搏动

第二节 心肺脑复苏

Cardiopulmonary Cerebral Resuscitation

心肺脑复苏（CPCR）分为基础生命支持（basic life support, BLS）、进一步生命支持（advanced cardiac life support, ACLS）和延续生命支持（prolonged life support, PLS）三部分。

心肺脑复苏的成功率与抢救是否及时、有效有关。大量实践表明：若能在心脏骤停 4 分钟内进行复苏，8 分钟内进行心脏除颤，则抢救成功率高。否则，大脑缺血缺氧超过 4～5 分钟即可遭受不可逆的损伤。故把心脏骤停的安全时限定为 5 分钟。越早抢救，复苏成功率越高。因此，动员和组织全社会的力量进行互救，普及复苏基本知识和技术的教育，对于尽早建立复苏措施具有重要意义。

一、基础生命支持

基础生命支持（BLS）又称初期复苏或现场急救。主要任务是迅速有效地恢复生命器官（特别是心脏和脑）的供血和供氧。

在 2005 年 11 月美国心脏病协会（American Heart Association, AHA）和国际心肺复苏联合会公布的 2005 年国际心肺复苏指南中，基础生命支持得到进一步重视（图 5-4），特别强调了有效不间断胸外心脏按压的意义。该标准对按压与通气的比值、按压与通气的循环、按压与通气参数等 CPR 核心技术都做了重大修订，并提倡自动体外除颤仪（automatic external defibrillator, AED）的普及和使用。

在基础生命支持（BLS）阶段，除了条件允许尽早应用 AED 外，该阶段的基本任务和步骤可归纳为 ABC 三步：A（air way）指保持呼吸道通畅；B（breathing）指进行有效的人工呼吸；C（circulation）指建立有效的人工循环。

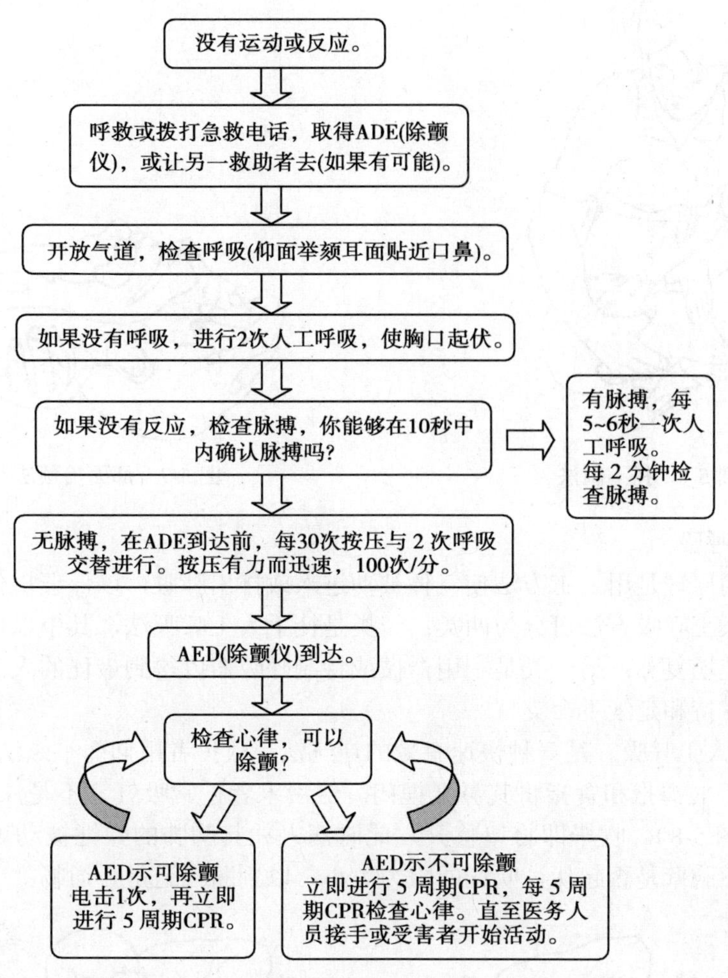

图 5-4 AHA 推荐成人基础生命支持（BLS）程序

（一）保持呼吸道通畅

病人意识丧失后，很容易因各种原因发生呼吸道梗阻，其中较常见原因是舌后坠和呼吸道内的分泌物、呕吐物等。因此，在施行人工呼吸前必须确保呼吸道通畅。

1. 仰面举颏法　是保持气道通畅的常用方法。施救者一只手放在病人前额，用手掌把额头用力向后压，使头部向后仰，另一只手的食、中指放在靠近颏部的下颌骨的下方，将下颌抬起（图 5-5）。

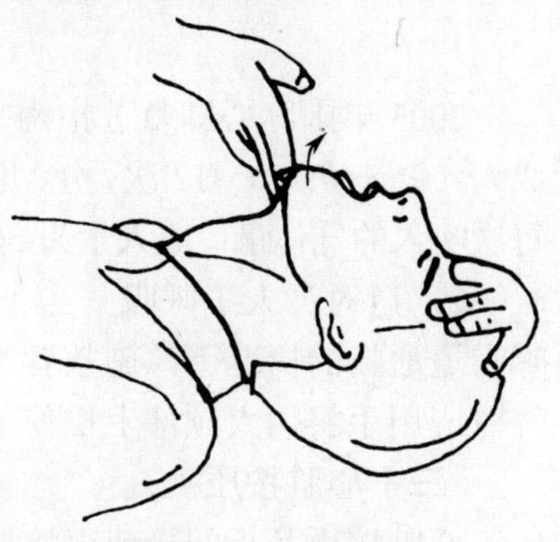

图 5-5 仰面举颏法

2. 托下颌法　病人平卧，救护者用两手同时将左右下颌角托起，一面使其头后仰，一面将下颌骨前移（图 5-6）。

3. 仰面抬颈法　使病人平卧，救护者一手抬起病人颈部，另一手以小鱼际侧下按病人前额，使其头后仰，颈部抬起（图 5-7）。

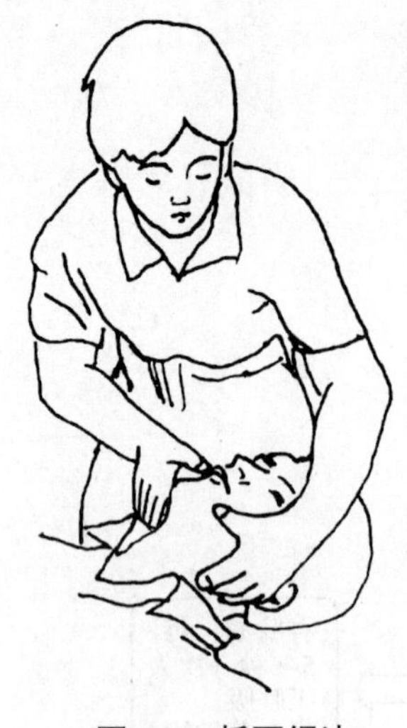

图 5-6　托下颌法

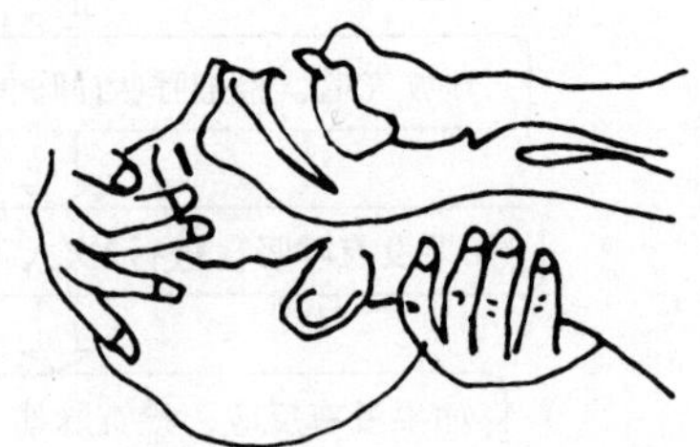

图 5-7　仰面抬颈法

（二）人工呼吸

人工呼吸的原理是用人工方法使气体被动进入或排出肺脏，以保证机体氧的供给和二氧化碳排出。人工呼吸方法可分为两类：一类是徒手人工呼吸法，其中以口对口（鼻）人工呼吸最适于现场复苏；另一类是利用器械或特制呼吸器以得到最佳的人工呼吸，主要用于进一步生命支持和延续生命支持。

1．口对口人工呼吸　是一种快速有效的通气法。救护者用仰面举颏法保持气道顺畅，并用压前额之手的拇指和食指将其鼻孔捏闭。然后术者正常吸气（不是深吸气），对准病人口部吹入（图 5-8）。吹毕即将口移开，此时病人凭其胸肺的弹性被动地完成呼气。施救过程中应观察胸壁是否起伏，吹气的阻力大小，以判断气道是否通畅。

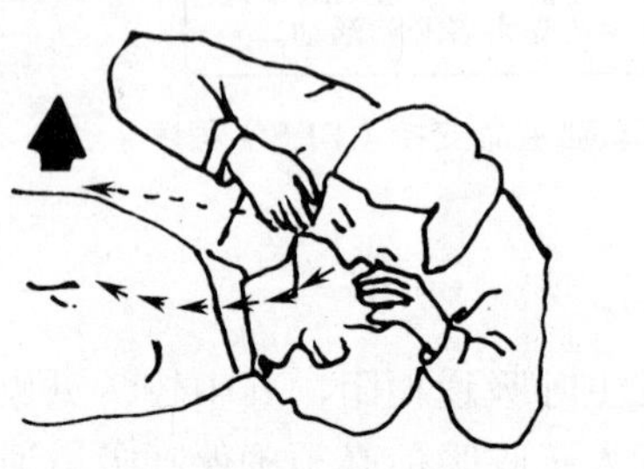

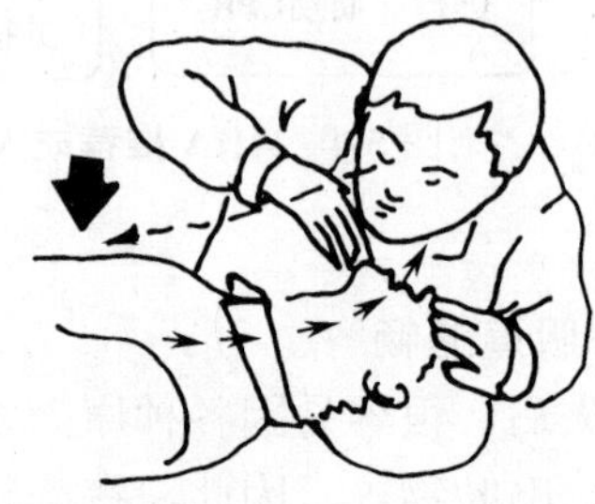

图 5-8　口对口人工呼吸

2005 年国际心肺复苏指南推荐，开始时连续吹入 2 次，每次持续 1 秒钟以上，之后按成人（≥ 8 岁）10～12 次 / 分、儿童（1～8 岁）和婴儿（1 岁以下）12～20 次 / 分的频率进行。每次吹入的气体量：成人量为 500～600ml；儿童量为 150～200ml；婴儿量为 30～50ml。

2．口对鼻人工呼吸　当不能经口施行人工呼吸时，应采用口对鼻人工呼吸。在保持呼吸道通畅的情况下，施救者于吸气后以口唇密封病人鼻孔周围，用力向鼻孔内吹气。吹气时应用手将病人颏部上推使上下唇合拢，呼气时松开。

（三）心脏按压

心脏按压是指间接或直接按压心脏以形成暂时人工循环的方法。有效的人工循环，能维持心脏的充盈和排出，诱发心脏的自律性搏动，并可能预防生命重要器官因长时间缺氧而导致的不可逆性改变。心脏按压分胸外心脏按压和开胸心脏按压两种方法。

A person who is suffering from ventricular fibrillation is more likely to recover and survive when CPR is immediately administered by a bystander, before emergency medical professionals arrive to administer defibrillation and medications. Bystanders may be reluctant to have mouth-to-mouth contact with a stranger for fear of contracting disease, but experts have reported that the actual risk of contracting disease from mouth-to-mouth contact during CPR is small. Therefore, it is necessary for us to take a CPR course and learn what to do in case of an emergency.

1. 胸外心脏按压　是最简便常用的方法。主要机理是通过按压改变胸内压力，将压力传递到心脏和血管，驱使血液流动。当按压解除时，胸内压力下降并低于大气压，静脉血又回流到心脏，称为胸泵机制。如能正确操作，足以防止脑细胞的不可逆损害。

（1）方法：施行胸外心脏按压时，病人必须平卧，背部垫木板或平卧于地板上，术者立或跪于病人一侧。选择胸部正中乳头连线水平，即为成人及儿童的正确按压部位（图 5-9）。操作时将一只手掌的根部置于此部位（掌根与病人胸骨长轴一致），将另一只手掌的根部置于前者之上，双手手指交叉并向上方翘起，两臂伸直。利用上身重量垂直下压，使胸骨下陷深度 4～5cm，然后迅速放松，让胸廓自行复位。减压时与胸壁接触的手掌不离开胸壁，但亦不应阻碍胸骨的升起（图 5-10）。如此有节奏地反复进行，按压与放松时间大致相等，按压频率为 100 次 / 分。

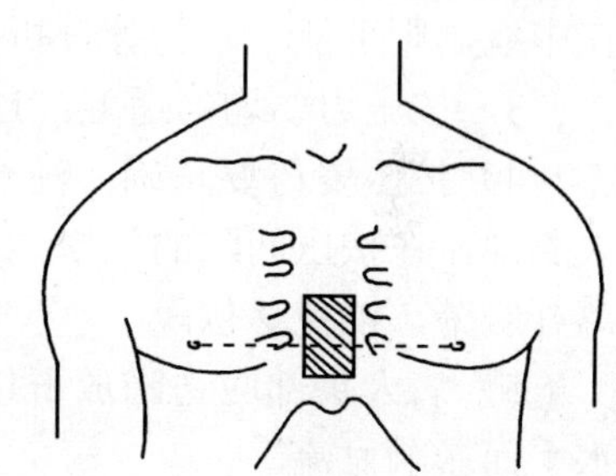

图 5-9　胸外心脏按压的正确部位

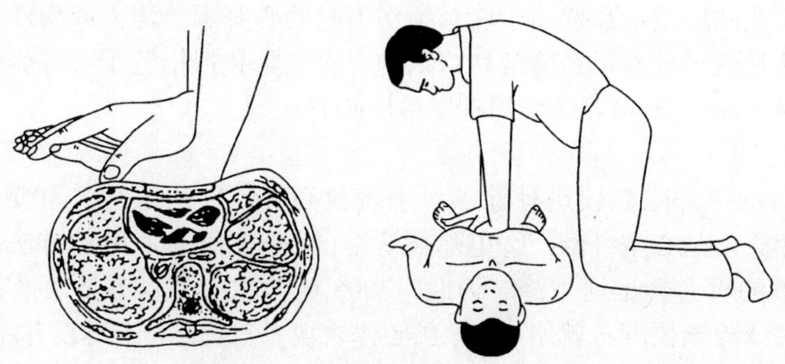

图 5-10　胸外心脏按压的手法及姿势

儿童胸壁富有弹性，施行胸外心脏按压时，只需单手操作即可；婴儿则只需用示指和中指进行按压，如双人操作，用环绕胸部双手的拇指进行按压。婴儿的按压应以胸部正中乳头连线下一横指作为按压部位。儿童和婴儿按压深度为胸部的 1/3～1/2（儿童 2～3cm，婴儿 1～2cm）。按压频率均以 100 次 / 分为宜。

（2）注意事项：

1）2005 年国际心肺复苏指南中，特别强调了有效不间断胸外心脏按压的意义，胸部不间断按压可增加生存率。胸部按压中断常与通气有关，15 次胸部按压与 2 次通气的比例可导致通气过度，而通气过度会引起神经系统损伤，胸部也不能完全松弛，对复苏不利。为减少通气过度，减少因人工呼吸引起的按压中断，新指南推荐按压与通气的比值为30∶2。即每30次胸部按压后进行2次通气（通气期间停按压），为一个CPR循环。如果有两名或更多救助者，应约2分钟（或5个比例为30∶2的CPR循环）后更换按压者，以避免按压疲劳带来的质量和节律下降，更换越快越好（最好小于5秒），以减少停止胸部按压的间隙。放置导气管（如气管插管等）后，则按压应该持续不断，不受通气影响。按压频率为100次/分，通气频率为8～12次/分，并小心避免过度通气。

Be sure the advanced airway is correctly placed, the compressing rescuer should give continuous chest compressions at a rate of 100 per minute without pauses for ventilation. The rescuer delivering ventilation provides 8 to 10 breaths per minute. The 2 rescuers should change compressor and ventilator roles approximately every 2 minutes to prevent compressor fatigue.

2）按压部位要准确：如部位太低，可能损伤腹部脏器或引起胃内容物反流；部位太高，可伤及大血管；若部位不在中线，则可能引起肋骨骨折、肋骨与肋软骨脱离等并发症。

3）按压力要均匀适度：过轻达不到效果，过重易造成损伤。

4）按压姿势要正确：注意肘关节伸直，双肩位于双手的正上方，手指不应加压于病人胸部，在按压间隙的放松期，操作者不加任何压力，但手掌根仍置于胸骨中下半部，不离开胸壁，以免移位。

5）病人头部应适当放低以避免按压时呕吐物反流至气管，也可防止因头部高于心脏水平而影响血流。

2．开胸心脏按压　胸内心脏按压可增加心肌和脑组织的灌注压和血流量，有利于自主循环的恢复和脑细胞的保护。但开胸心脏按压在条件和技术上的要求都较高，且可能会延迟复苏时间。此法适用于那些由于胸部损伤引起的心脏骤停病人或胸外心脏按压效果不佳者。具体方法是救护者右手经胸部切口入胸，大鱼际和拇指置于心脏前面，另4个手指和手掌放在心脏后面，以80次/分的频率挤压心脏。

（四）除颤

早期利用自动体外除颤仪进行除颤对于抢救心脏骤停病人至关重要，其原因如下：①最常见的心律失常是心室纤颤；②电除颤是终止心室纤颤最有效的方法；③随着时间的推移，成功除颤的机会会迅速下降。为此，2005年国际心肺复苏指南推荐：一旦有自动体外除颤仪条件或除颤仪准备就绪，有除颤心律表现者首选除颤，对没有除颤心律表现者，在除颤前做CPR 1～3分钟（相当于5个CPR循环）。除颤后应立即做5个CPR循环，而不应该停止（关于除颤操作见第七章第一节）。

二、进一步生命支持

进一步生命支持（ACLS）是基础生命支持的继续，是借助于器械设备、先进的复苏技术，建立和维持有效的通气和血液循环，识别及治疗心律失常，建立有效的静脉通路，改善并保持心肺功能及治疗原发疾病。进一步生命支持应尽可能早开始，如人力足够，BLS与ACLS应同时进行，可取得较高的疗效。

（一）呼吸支持

是在保持呼吸道通畅的基础上，利用器械或呼吸器进行人工呼吸。

1．气道控制　需行心肺复苏的病人中，约有90%的病人呼吸道都有不同程度的梗阻。仰面举颏等方法虽然可以保持呼吸道的通畅，但往往难以持久。放置口咽或鼻咽通气管，对维持呼吸道通畅较为容易也较持久，但更适用于自主呼吸已恢复者。为了得到最佳肺泡通气和供氧，或需行机械通气者，应行气管内插管。对于不宜行气管内插管者，可施行气管切开术（tracheotomy），（各种气道通道建立的护理见第七章），以保持病人的呼吸道通畅。

2．机械呼吸　利用器械或呼吸器进行人工呼吸，其效果较徒手人工呼吸更有效。在建立通畅的呼吸道后应立即给病人进行机械呼吸。常用以下几种方法：

（1）简易呼吸器法：简易呼吸器由一个有弹性的皮囊、三通呼吸活门、衔接管和面罩组成。在弹性皮囊后面空气入口处有单向活门，以确保皮囊舒张时空气能单向进入；其侧方有氧气入口，有氧气条件下可经此以10～15L/min 输氧，可使吸入氧气浓度增至75%以上（图5-11）。

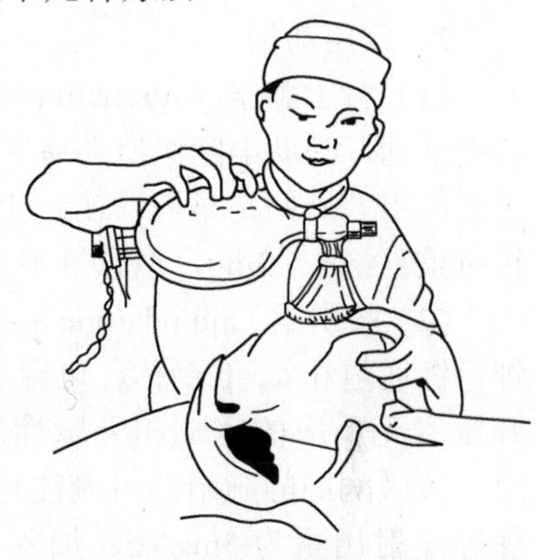

图5-11　简易气囊呼吸器的应用

（2）机械通气：利用机械装置辅助或取代病人的自主呼吸。其通气和供氧效果好，也可节省人力。多功能呼吸器性能完善，可按要求调整多项呼吸参数，并有监测和报警系统，是进行长时间人工呼吸最有效的机械通气方法。

3．护理

（1）密切观察病情：注意观察病人的呼吸、神志及皮肤颜色，及时送检血气分析。

（2）保持呼吸道通畅：加强呼吸道管理，注意气道湿化，根据病人的表现及血气分析结果及时清除呼吸道分泌物，吸痰时严格无菌操作。

（3）预防肺部并发症：心脏骤停的病人免疫力下降，咳嗽反射停止，加之气管插管等引起分泌物多。故易发生肺部并发症。护理病人应密切观察呼吸，及早采取以下预防措施：定时翻身、拍背、湿化气道、吸痰或鼓励排痰、遵医嘱应用抗生素等。

（4）应用机械通气的护理：①协助气管插管、气管切开等操作；②密切观察病情，根据病情变化调整潮气量、呼吸频率；③气管切开后应注意及时更换敷料，预防感染，观察有无导管阻塞、衔接松脱、皮下气肿等；④控制吸入氧浓度和流量。

（二）复苏药物的应用

1．用药目的　是为了激发心脏复跳并增强心肌收缩力，防治心律失常，纠正酸中毒及电解质失衡，降低除颤阈值，为除颤创造条件。

2．给药途径　由于心内注射引起的并发症较多，而在进行有效的胸外心脏按压时，静脉内或气管内给药的效果并不亚于心内给药。

（1）静脉给药：是复苏用药的首选途径。复苏时的给药务必迅速准确，由于建立颈内或锁骨下静脉等中心静脉通道往往会受胸外按压术的干扰，最好经肘静脉穿刺置管，以便药物迅速经血液到达重要器官。

（2）气管给药：如在静脉通道建立之前已完成气管插管，某些药物可经气管插管注入气管，可迅速通过气管、支气管黏膜吸收而进入血循环。常用药物有肾上腺素、利多卡因、阿托品等。方法是用10ml 生理盐水或蒸馏水将药物稀释后，自气管导管远端推注，利用正压通气，使药物弥散到两侧支气管。其吸收速度与静脉注入相近，但药物可被气管内分泌物稀释或因气管黏膜血循环不足而吸收减慢，需用大剂量。因此，其作为给药的第二选择。

（3）心内注射给药：心内注药有许多缺点，如给药时需中断 CPR，操作不当可发生气胸、血胸、心肌或冠状动脉撕裂、心包积血等，若将肾上腺素等药物注入心肌内，还可造成顽固性室颤。故此法一般不主张采用。但在紧急情况下，静脉通路及气管插管尚未建立，才考虑心内注射。方法：用 10ml 附有细长针头的注射器，在第四肋间胸骨左缘 1.5～2cm（成人）垂直刺入右心室，抽得心腔内回血，然后注入药物。

3．常用药物

（1）肾上腺素（adrenaline）：是心肺复苏中的首选药物。其作用是恢复已停搏心脏的心电活动，辅助电除颤使之易生效，加强心肌收缩力，增加心肌和脑组织的血流量。目前主张的用药原则是早期、连续使用。用法：首次剂量为 1mg 静滴，若无效，每隔 3～5 分钟可重复给 1～3mg，但总量不宜超过 0.2mg/kg。

（2）胺碘酮（amiodarone）：胺碘酮作用于阻断钠、钾、钙通道和 α、β 受体。可用于对除颤、血管升压素无反应的室颤和无脉性室性心动过速。胺碘酮的静脉给药可滴注也可静推，静脉注射用量为 5mg/kg，加入葡萄糖液中缓慢推注，时间不得短于 3 分钟。

（3）利多卡因（lidocaine）：是治疗室性心律失常的有效药物。尤其适用于治疗室性期前收缩或阵发性室性心动过速。对于除颤后又复发心室纤颤者，利多卡因可使心肌的激惹性降低，缓解复发。尽管有以上优点，利多卡因仅考虑为胺碘酮的替代药物。用法是先用 1～1.5mg/kg 于 30～60 秒内静脉缓慢注射，必要时可重复应用，亦可以 2～4mg/min 的速度连续静脉滴注。

Intravenous amiodarone was approved in 1995 for the treatment to malignant ventricular arrhythmia. Although it is an “old drug”, much has been learned recently about this complex drug and it’s application in a variety of cardiac arrhythmias. Intravenous amiodarone has demonstrable efficacy for the treatment of frequently recurren destabilizing ventricular tachycardia and ventricular fibrillation with suppression rates of 63% to 91% in uncontrolled trials.

Intravenous amiodarone is a useful addition to the drugs available for the treatment of patient with very severe ventricular arrhythmia.

（4）阿托品（atropin）：能解除迷走神经对心脏的抑制，加快心率，对窦性心动过缓有较好的疗效，尤其适用于因心肌梗死而致的严重窦性心动过缓合并有低血压时。用阿托品使心率达 60～80 次 / 分左右，不仅可以防止室颤的发生，而且心排出量也获得改善。首次剂量用 0.5mg，每隔 5 分钟还可重复注射，直到心率达 60 次 / 分以上为止。

（5）碳酸氢钠（sodium bicarbonate）：心脏骤停后由于呼吸循环停止导致代谢性酸中毒和呼吸性酸中毒。应用碳酸氢钠要注意掌握时机与剂量，盲目大量使用则对于复苏十分不利，可加重组织缺氧、降低心肌收缩力、抑制脑功能等。

（三）心电监测

应尽快监测心电图。因为心脏停搏时的心律可能是心室停顿，也可能是心室纤颤，两者临床表现虽然相同，但治疗却各异。只有心电图才能鉴别。在复苏过程中还可能出现其他心律失常，心电图可明确其性质，为治疗提供重要依据。

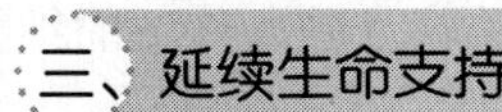

三、延续生命支持

心肺复苏后，病人仍处于危险中，心肺功能随时可能出现紊乱或再度停止。缺氧引起的脑损害可能导致整个复苏工作失败。所以延续生命支持除了积极进行脑复苏，还应严密监测心、肺、肾、凝血及消化器官的功能，一旦发现异常应及时治疗和护理，使病人早日康复。

（一）脑复苏与护理

1．维持血压　复苏后往往有血压不稳或低血压状态，而脑血流依赖于脑灌注压，故应维持血压于正常或稍高于正常水平，以恢复脑循环和改善周身组织灌注，同时应防止血压过高而加重脑水肿（cerebral edema），防止血压过低而加重脑及其他脏器组织缺血、缺氧。

2．呼吸管理　大脑缺氧是脑水肿的重要根源，因此应维持良好的呼吸功能。病人应常规吸氧，尽早应用机械通气，并保持中等过度通气，以纠正低氧血症，降低 $PaCO_2$，从而使小动脉平滑肌收缩，降低颅内压。

3．降温　低温可使脑细胞的氧需要量降低，从而维持大脑氧的供需平衡，起到保护脑的作用。但体温过低（低于 28℃）易诱发室颤等严重的心律失常。

并非所有心脏骤停的病人都必须降温，心搏停止未超过 3～4 分钟或病人已呈现软瘫状态时，不是降温的适应证。循环停止时间较久或病人呈现体温升高或痉挛性瘫痪者，应予以降温。

降温应尽早施行，降温前先用降温辅助药物，如丙嗪类药、地西泮、戊硫巴比妥钠或其他巴比妥类药，以防止寒战反应。降温方式可用冰袋置于颈部、腋窝、腹股沟等大血管经过处，头部用冰帽重点降温。降温的标准以肛温降至 32～34℃。降温持续的时间长短根据病人中枢神经功能恢复程度而定，病人恢复听觉可逐渐复温。镇静药的使用应持续到体温恢复正常以后方可停药。

4．脑复苏药物的应用

1）冬眠药物：主要目的在于消除低温引起的寒战，解除低温时的血管痉挛，改善循环血流灌注和辅助物理降温。可选用冬眠Ⅰ号（哌替啶 100mg、异丙嗪 50mg、氯丙嗪 50mg）或Ⅳ号分次肌注或静滴。

2）脱水剂：使用脱水剂减轻脑水肿，常选用 20% 甘露醇（mannitol），每次 200～250ml 静脉注射或快速静滴，15～30 分钟输完。必要时可重复使用，并辅以利尿药物。用药期间应观察血压、神志、尿量及心肺功能。

3）激素的应用：肾上腺皮质激素（adrenal cortical hormone）除能保持毛细血管和血 - 脑屏障的完整性，减轻脑水肿和降低颅内压外，还有改善循环功能、稳定溶酶体膜、防止细胞自溶和死亡的作用。一般用地塞米松（dexamethasone,DXM）静滴。用药应观察消化系统并发症。

4）促进脑细胞代谢药物的应用：ATP 可供应脑细胞能量，恢复钠泵功能，有利于减轻脑水肿。葡萄糖为脑获得能量的主要来源。此外辅酶 A、细胞色素 C、多种维生素等与脑代谢有关的药物均可选用。

5）巴比妥酸盐的应用：巴比妥是镇静、安眠、解痉的药物，对不完全性脑缺血、缺氧的脑组织具有良好的保护作用。

6）高压氧的应用：高压氧（hyperbaric oxygen, HBO）能快速、大幅度地提高组织氧含量和储备，增加血氧弥散量及有效弥散距离。纠正细胞缺氧，尤其是脑水肿条件下的细胞缺氧，促使脑细胞功能恢复。

（二）复苏后护理

病人复苏成功后病情尚未稳定，需密切观察生命体征，维持呼吸循环的稳定，加强基础护理，防止感染。

1．维持良好的呼吸功能　自主循环恢复后，病人可有不同程度的呼吸功能障碍，一些病人可能仍然需要机械通气和高浓度的氧治疗，应进行详细的临床检查，注意气管插管深度异常和气胸等肺部并发症。机械辅助通气可根据病人动脉血气分析结果、呼吸频率和呼吸动作的程度来调节。当自主呼吸变得更加有效时，机械通气应逐渐减少，直至完全变成自主呼吸。气管插管超过48～72小时，应考虑作气管切开，否则，气管黏膜受压过久可发生坏死。及时清除呼吸道分泌物，确保呼吸道通畅。

2．确保有效循环稳定　循环功能稳定，能保证正常的心脑灌流量。复苏后血压过低，需要观察是否血容量不足，有无体液平衡失调及心律不齐，警惕心跳、呼吸再次停止，并进行中心静脉压、血气分析和心电图监测，及时对症处理。

3．防治肾衰竭　心脏骤停可引发急性肾衰竭。有效的预防方法是维持循环稳定，保证肾脏的灌流量，尽量避免使用引起肾血管收缩和损害肾功能的药物。复苏后应密切监测每小时尿量、血尿素氮、肌酐浓度，及时发现肾功能改变并处理。

4．治疗原发疾病　对引起心脏骤停的原发疾病，复苏后应抓紧时间进行治疗。

5．其他治疗与护理

（1）预防感染：复苏后病人由于机体抵抗力下降，均须常规使用抗生素。对长时间留置导尿管及机械通气的病人，应做好相关护理。

（2）增加营养摄入：对恢复期病人注意热量供给，必要时采用完全胃肠外营养（total parenteral nutrition, TPN），待胃肠功能恢复后可鼻饲饮食。

（3）加强基础护理：采用休克体位，以利于脑供血；定时翻身，预防压疮；加强口腔护理。

（4）并发症观察与处理：注意有无因心脏按压而引起的肋骨骨折、血气胸等并发症并及时处理。

（嵇焕成）

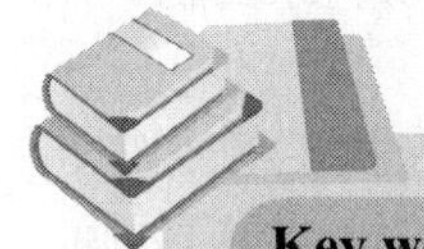

Key words

cardiac / ˈkɑːdiæk / adj. 心跳的

cardiac arrest / ˈkɑːdiæk əˈrest / 心跳骤停

fibrillation / ˌfaibriˈleiʃən / n. 纤颤

defibrillation / diˌfaibriˈleiʃən / n. 去纤颤

ventricular fibrillation（VF） / venˈtrikjulə ˌfaibriˈleiʃən / 心室纤颤

cardiopulmonary / ˌkɑːdiəʊˈpʌlmənəri / adj. 心肺的

resuscitation / riˌsʌsiˈteiʃən / n. 复苏

cardiopulmonary resuscitation（CPR）/ ˌkɑːdiəʊ'pʌlmənəri riˌsʌsi'teiʃən / 心肺复苏
cerebral / 'seribrəl / adj. 大脑的
cardiopulmonary cerebral resuscitation（CPCR）/ ˌkɑːdiəʊ'pʌlmənəri 'seribrəl riˌsʌsi'teiʃən / 心肺脑复苏
cerebral edema / 'seribrəl i'diːmə / 脑水肿
defibrillator / di'fɑibrileɪtə(r) / n. (电击)去纤颤器
automatic external defibrillator（AED）/ ˌɔːtə'mætik eks'təːnl di'fɑibrileitə(r) / 自动体外除颤仪
mask / mɑːsk / n.面罩
compress / kəm'pres / vt. 压缩
ventilation / venti'leiʃən / n. 通气
emergency / i'məːdʒənsi / n. 紧急情况
adrenaline /ə'drenəlin/ n. 肾上腺素
amiodarone /ə'miədərəun/ n. 胺碘酮
atropin / ætrəpin / n. 阿托品
mannitol / mænitɔl / n. 甘露醇
dexamethasone（DXM）/ˌdeksə'meθəzəun/ n. 地塞米松

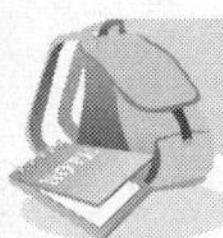

复习题

【名词解释】

1. CPR
2. CPCR
3. AED

【填空题】

1.（　　　）是心脏复苏的首选药物。

2. 复苏用药的首选途径是（　　　）。

3. 2005年国际心肺复苏指南所提倡的成人的按压与通气比例为：（　　　），每分钟心脏按压的次数是（　　　）。

【选择题】

1. The attitude to CPR from the author in the text is that

   A. it is difficult for bystander to carry out CPR

   B. CPR is sure to contract disease

   C. it is essential for everyone to learn CPR skills and put them into practice

   D. mouth-to-mouth contact during CPR is very dangerous

2. What's the CPR cycle of an adult according to the new International CPR Guidelines?

   A. After thirty times'chest compressions, making ventilation once

   B. After fifteen times'chest compressions, making ventilation twice.

C. After fifteen times' chest compressions, making ventilation once.

D. After thirty times' chest compressions, making ventilation twice.

3. 儿童和婴儿胸外心脏按压的次数是

A. 80 次 / 分　　B. 80 ～ 100 次 / 分

C. 100 次 / 分　　D. 100 ～ 120 次 / 分

4. 为心跳呼吸骤停的病人行心肺复苏时首先应

A. 心前区叩击　　B. 心脏按压

C. 口对口人工呼吸　　D. 开放气道

E. 心内注射用药

5. 病人，男性，34 岁，突然昏迷，颈动脉摸不到搏动，处理时下列哪项是错误的

A. 立即进行胸外心脏按压

B. 心脏按压的同时行口对口人工呼吸

C. 输液及吸氧

D. 静脉给药

E. 检查心电图确定诊断后再处理

【问答题】

1. 诊断心脏骤停的依据是什么？

2. 简述心脏按压的操作要点。

3. 两人徒手进行心肺复苏时，如何轮换？

参考答案

选择题

1. C　2. D　3. C　4. D　5. E

第六章　理化因素所致疾病病人的急救护理

Chapter 6　Emergency Nursing for patients with Physics and Chemical Factors Diseases

学习目标

1. 掌握镇静催眠药、有机磷杀虫药、一氧化碳中毒病人的护理评估及相应的护理措施。
2. 掌握中暑病人的护理评估及相应的护理措施。
3. 熟悉亚硝酸盐中毒、酒精中毒、吗啡中毒、淹溺病人的护理评估及相应护理措施。
4. 了解灭鼠剂中毒、强酸、强碱中毒、毒蛇咬伤、电击伤病人的护理措施。

理化因素所致疾病是指存在于人类生活环境或生产环境中有害的物理、化学因素对人体损害所致的疾病。环境中有害的物理因素所致的疾病较常见的有：高温引起中暑；低温引起冻伤；低气压引起高原病；高气压下减压不当引起减压病；长期噪音引起神经性耳聋等。化学因素所致的疾病主要来自工业毒物的污染、意外事故引起毒物泄漏导致职业中毒等。理化因素所致疾病一般在特殊情况下发生，病因较明确，多有特定的临床表现，病情危急，轻者出现靶器官受损的各种表现，严重者可导致终生残疾或死亡。

第一节　常见中毒病人的急救护理

Emergency Nursing for Patients with Poisoning

一、镇静催眠药中毒

镇静催眠药（sedative hypnotics）是中枢神经系统抑制药，具有镇静、催眠作用，一次应用大剂量可引起急性中毒，长期滥用可引起耐药性和依赖性而导致慢性中毒。突然停药或减量可引起戒断综合征（withdrawal syndrome）。

目前常用的镇静催眠药包括三类：①苯二氮䓬类（benzodiazepines）：如地西泮（diazepam）、氟西泮（flurazepam）等；②巴比妥类（barbiturates）：如巴

Poisoning, either accidental or deliberate, remains a major cause of accidental deaths. Poisoning among children usually results from accidental ingestion of insecticides, bleaches, soaps, detergents and plants. In America, aspirin has always been the substance most often ingested in quantity by children. Lead poisoning remains a problem in young children in recent years. Poisoning in adults commonly occurs from not checking medication labels by taking an excess amount in an attempt to obtain a desired effect, or as a suicide attempt.

比妥（barbital）、苯巴比妥（phenobarbital）等；③非巴比妥非苯二氮䓬类：如格鲁米特（glutethimide）、甲喹酮（methaqualone）、甲丙氨酯（meprobamate）等。本类药物对中枢神经系统有抑制作用，能阻断脑干网状结构上行激动系统的传导，抑制大脑皮质及丘脑，导致呼吸衰竭或心力衰竭。

【护理评估】

（一）健康史

病人多因应用镇静催眠药或有意自杀造成药物进入人体过量而导致中毒。

（二）身体状况

中毒表现轻重与服药的种类、剂量、治疗早晚及病人身体健康条件有关。

1．苯二氮䓬类中毒　表现为记忆力减退、幻觉、言语含糊不清、眼球震颤、共济失调、意识障碍、呼吸抑制、体温下降、腱反射减弱或亢进。因该药物对中枢神经系统抑制较轻，很少出现深度昏迷和呼吸衰竭。若同时服用吗啡、乙醇等会使其毒性增加。

Sleeping potions were some of the earliest drugs discovered, and sleep aids are still among the most widely used drugs today. As early as in 300 B.C., Greek doctors were known to prescribe concoctions of these different plant derivatives. Similar prescriptions were also apparently known throughout the Arab world. Apothecaries in the Middle Ages in Europe stocked "spongia somniferous," a sponge soaked in wine and various herbs. Other mixtures were known in England in the Middle Ages and the Renaissance as "drowsy syrups." Plant-based sleep aids of all that types were available until the nineteenth century. The chemist Frederick Setumer synthesized opium in 1805, and other advances in sleep drugs followed in the middle of the century.

2．巴比妥类中毒

（1）轻度中毒：眩晕、头痛、乏力、语言不清、嗜睡、视物模糊、眼球震颤、共济失调，出现欣快感。各种反射存在，生命体征平稳。

（2）中度中毒：病人呈昏睡状态，给强刺激能被唤醒，但不能言语，随即又进入昏睡状态，反射存在或消失。常伴眼球震颤。

（3）重度中毒：深度昏迷、瞳孔缩小或正常，全身肌力减退，各种反射消失，脉搏细速，血压下降，尿少，胃肠蠕动减弱，皮肤出现水疱；常因呼吸或循环衰竭而死亡。

3．非巴比妥非苯二氮䓬类中毒　其症状与巴比妥类中毒相似。轻、中度中毒嗜睡、共济失调；重度中毒昏迷、呼吸、循环衰竭。格鲁米特中毒病人意识障碍有周期性波动，有抗胆碱能神经症状，如瞳孔散大等；甲喹酮中毒可有明显的呼吸抑制，出现锥体束征如肌张力增强、腱反射亢进、抽搐等；甲丙氨酯中毒常有血压下降。

（三）辅助检查

1．血、尿、胃液中药物浓度测定　对诊断有参考意义。血清苯二氮䓬类因活性代谢物半衰期及个人药物排出速度不同，对其浓度测定对诊断帮助不大。

2．血液生化检查　葡萄糖、尿素氮、肌酐、电解质等。

3．动脉血气分析　呼吸抑制时 $PaCO_2$ 可能升高。

（四）心理 - 社会状况

起病急骤，病人自觉症状明显，没有足够的思想准备，因而往往产生紧张及焦虑。有的病人病情重，害怕疾病恶化，表现出急躁情绪。自杀者，多处于应激状态，不能自拔，极其痛苦。

（五）急救处理

立即用 1∶4 000～1∶5 000 高锰酸钾（potassium permanganate）溶液、生理盐水或温开

水反复洗胃。服药时间超过4～6小时者仍需洗胃。洗胃越早、越彻底越好。采用导泻方法促进毒物排泄。

【常用护理诊断及合作性问题】

1．清理呼吸道无效（ineffective airway clearance）　与咳嗽反射减弱或消失，药物对呼吸中枢抑制有关。

2．组织灌注量无效（ineffective tissue perfusion）　与急性中毒致血管扩张有关。

3．有皮肤完整性受损的危险（risk for impaired skin integrity）　与昏迷，皮肤大疱有关。

4．有窒息的危险（risk for suffocation）　与昏迷有关。

5．潜在并发症：肺炎。

【护理目标】

1．病人呼吸保持平稳，能有效地排痰，动脉血气分析值正常。

2．体温、脉搏、呼吸、血压、尿量等指标正常，24小时出入量平衡。

3．病人皮肤完整，不发生褥疮。

4．病人呼吸道通畅，未发生窒息。

5．病人无发热、咳嗽、咳痰等肺部感染症状。

【护理措施】

（一）心理护理

针对病人服毒的原因做好思想工作，耐心安慰，善于帮助病人分析矛盾、解决实际困难，激发生存的勇气和尽快康复的信心，防止再次发生意外。同时做好家属的工作，以便配合抢救期及恢复期的医疗护理工作，力争获得满意的疗效。

（二）清除毒物的护理

1．催吐、洗胃和导泻　口服中毒病人，清醒时立即催吐，尽早用水或1∶4 000～1∶5 000高锰酸钾溶液洗胃，昏迷病人洗胃应防止胃内容物反流进气管内引起窒息或吸入性肺炎。洗胃后可用硫酸钠或硫酸镁导泻，以清除进入肠道的毒物。

2．活性炭吸附肠道中的毒物　活性炭能有效吸附肠道中的镇静催眠药。反复多次使用能起到消化道透析作用。首次剂量1～2g/kg，以后0.5～1g/kg，每2～4小时一次，直至症状缓解。

3．建立静脉输液通道　维持水、电解质和酸碱平衡，同时给予利尿剂，保持尿量在1～2ml/kg·min，促进毒物的排泄。对长效巴比妥类药物中毒者，每日用5%碳酸氢钠100～200ml静脉滴注，碱化尿液，可促进该类药物的离子化，减少肾小管重吸收，促使肾脏药物排泄。

4．血液透析、血液灌注　甲喹酮、格鲁米特、长效巴比妥等中毒病人，血流动力学不稳定，常规治疗效果不佳时使用。血液透析对苯二氮䓬类药物中毒无效。

（三）用药护理

1．遵医嘱使用解毒剂　巴比妥类药物中毒无特效解毒剂。苯二氮䓬类药物中毒可用氟马西尼（flumazenil）拮抗，氟马西尼应缓慢静脉注射，必要时重复，病人很快清醒，但不能改善遗忘作用。对长期使用苯二氮䓬类药物控制癫痫者，禁用氟马西尼，以免诱发癫痫。

2．遵医嘱使用中枢神经兴奋药　贝美格（bemegride）用于解救巴比妥、格鲁米特、安定等药物的中毒，使用时加入5%葡萄糖溶液中静脉滴注，静滴速度不宜过快，以防引起惊厥。伴有呼吸中枢抑制者，可用尼可刹米（nikethamide）或洛贝林（lobeline）。但中枢神经兴奋药不宜常规使用。

（四）观察病情

严密观察生命体征，尤其注意呼吸的频率、节律，观察有无缺氧、呼吸困难、窒息等症状。监测动脉血气分析。

（五）防治并发症

教会病人预防肺部感染的方法，如咳嗽、经常更换体位、拍背促进有效排痰，饮食、饮水时取半卧位，防误吸。病室定期通风，保持室内空气新鲜，防止受凉感冒，减少探视。注意体温变化，监测白细胞、中性粒细胞计数，及早发现肺炎征象。若并发肺炎应及时处理。

（六）健康指导

失眠或睡眠紊乱病人以心理及物理治疗为主，遵医嘱使用安眠药，但不能长期使用。肝、肾功能严重损害或有一定中枢抑制的病人，在医生指导下适当调整药物和剂量。对长期使用安眠药者，必须在医生的指导下规范用药。加强安眠药的管理。

【护理评价】

1. 病人能否有效排痰。
2. 病人的体温、脉搏、呼吸、血压、尿量等指标是否正常。
3. 病人的皮肤是否完好。
4. 病人呼吸道是否通畅。
5. 病人是否有肺部感染症状或症状是否减轻或消失。

二、亚硝酸盐中毒

亚硝酸盐中毒(nitrite poisoning)是指由于误食亚硝酸盐或饮用亚硝酸盐含量高的井水或摄入含大量硝酸盐及亚硝酸盐的蔬菜而引起的以组织缺氧为主要表现的急性中毒。

亚硝酸盐是一种强氧化剂，被人体吸收后亚硝酸根离子能迅速使血红蛋白的二价铁氧化为三价铁，血红蛋白被氧化成高铁血红蛋白，从而阻止正常血红蛋白的携氧和释氧功能，造成组织缺氧，导致器官功能障碍。

【护理评估】

（一）健康史

贮存过久的蔬菜及刚腌不久的蔬菜（暴腌菜）均含有大量亚硝酸盐，或者误将亚硝酸盐当食盐加入食品，病人因摄入此类食物后造成大量亚硝酸盐进入体内引起中毒。

（二）身体状况

亚硝酸盐中毒发病急，一般潜伏期1～3小时，中毒的主要特点是由于组织缺氧引起的发绀现象，如口唇、舌尖、指尖青紫，重者眼结膜、面部及全身皮肤青紫；头晕、头痛、乏力、心跳加速、嗜睡或烦躁、呼吸困难、恶心、呕吐、腹痛、腹泻，严重者昏迷、惊厥、大小便失禁，可因呼吸衰竭而死亡。

（三）辅助检查

1. 血液检查　血中高铁血红蛋白含量测定，可出现高铁血红蛋白血症。
2. 动脉血气分析　可出现低氧血症。
3. 心电图　可出现因缺氧而产生的心律失常，如心动过速。

（四）心理 - 社会状况

误服中毒者，因发病突然而导致紧张心理，并担忧是否会留下后遗症。部分病人病情重，害怕疾病恶化，表现出急躁情绪。

（五）急救处理

轻症一般不需要治疗。较重者应催吐、洗胃、导泻。解毒治疗可静脉注射或口服特效解毒剂亚甲蓝（methylene blue），另外需给予大剂量维生素 C 和葡萄糖。

【常用护理诊断及合作性问题】

1．气体交换受损（impaired gas exchange） 与血红蛋白变性携氧能力下降、供氧不足有关。

2．知识缺乏（knowledge deficit）：缺乏预防亚硝酸盐中毒的知识。

【护理目标】

病人缺氧得到改善，呼吸困难缓解。病人知道如何预防亚硝酸盐中毒。

【护理措施】

1．监测生命体征，对病情做好初步评估 口唇、四肢末端呈青紫色是亚硝酸盐中毒的典型表现。中毒者来诊应立即对生命体征、面色、肢体颜色、意识、尿量等情况做出初步评估，迅速建立有效的静脉通道。针对中毒毒物的理化性质做好抢救准备。有呼吸困难时，应考虑有低氧血症发生。

2．保持呼吸道通畅，预防窒息 保持呼吸道通畅是抢救成功的关键，特别是昏迷者。置病人平卧位，头偏向一侧，有利于分泌物的及时排出，防止舌后坠，避免在洗胃、呕吐过程中造成误吸而导致吸入性肺炎。并及时清除口鼻处分泌物，保持面部清洁。

3．促进毒物排泄，减少毒物的吸收 神志清者先给予温开水催吐，再行彻底洗胃术。昏迷者直接用 1∶5 000 高锰酸钾 20L 洗胃。洗胃过程中严密观察有无面色苍白、四肢厥冷等情况，并注意洗出液的性状，如有血性液洗出，应考虑胃黏膜损伤的可能，洗胃后给予牛奶 250ml 灌入。洗胃由后胃管内注入 20% 甘露醇 250～500ml 导泻，减少肠道内毒素的吸收。

4．及时应用特效解毒药物 亚甲蓝可将高铁还原型蛋白还原为血红蛋白，有效纠正亚硝酸盐中毒后导致的低氧血症。维生素 C 为氧化还原剂，也可以使高铁还原型蛋白还原为血红蛋白，多溶于葡萄糖溶液中静滴。用药过程中严密观察药物有无副作用。

5．保证氧气的及时吸入，改善低氧血症 在抢救的同时应及时给予氧气吸入，以面罩吸氧，可提高血氧饱和度，改善组织细胞的缺氧症状。必要时可酌情行高压氧治疗。

6．健康指导 宣传有关亚硝酸盐中毒的原因和中毒的表现，了解疾病的预后，提倡多吃新鲜蔬菜水果。一旦出现中毒表现立即就医。

【护理评价】

病人缺氧是否已经改善。病人是否了解亚硝酸盐中毒的相关知识。

三、有机磷类杀虫药中毒病人的护理

有机磷类杀虫药中毒（organophosphorous pesticide poisoning）是指短期内大量有机磷农药进入人体，抑制了胆碱酯酶（cholinesterase，CHE）的活性，造成组织中乙酰胆碱（acetylcholine）积聚，出现以毒蕈碱样症状（muscarinic sign）、烟碱样症状（nicotinic sign）和中枢神经症状为主要表现的全身性疾病。

我国生产、使用的有机磷杀虫药已有数十种之多。依毒性强弱分为：①剧毒类：甲拌磷（phorate，3911）、内吸磷（systox，1059）等；②高毒类：甲基对硫磷（methyl parathion）、敌敌畏、氧乐果等；③中毒类：乐果、美曲磷酯、碘依可酯等；④低毒类：马拉硫磷（malathion）等。

有机磷农药入血后，与血中胆碱酯酶结合，使胆碱酯酶失去水解乙酰胆碱的能力，乙酰胆碱积存于组织中，使胆碱能神经过度兴奋，最后转为抑制，出现一系列中毒症状。

【护理评估】

（一）健康史

病人可因生产过程中防护不佳、违章操作而造成职业中毒；生活性中毒多由于服毒自杀或误服，或服用了被污染的食物引起。

（二）身体状况

有机磷农药进入人体途径不同，潜伏期长短不一，一旦出现中毒症状，病情可迅速发展。

1．毒蕈碱样症状（M 样症状） 出现最早，主要是副交感神经末梢兴奋所致，表现为腺体分泌增加及平滑肌痉挛。病人表现有瞳孔缩小、对光反射消失、流涎、多汗、面色苍白、恶心、呕吐、腹痛、腹泻、支气管痉挛、呼吸困难、肺水肿等。

Intermediate syndrome was described in 1974 and is reported to develop 24-96 hours after resolution of acute organophosphate poisoning symptoms and manifests commonly as paralysis and respiratory distress. This syndrome involves weakness of proximal muscle groups, neck, and trunk, with relative sparing of distal muscle groups. Cranial nerve palsies can also be observed. Intermediate syndrome persists for 4-18 days, may require mechanical ventilation, and may be complicated by infections or cardiac arrhythmias. Although neuromuscular transmission defect and toxin-induced muscular instability were once thought to play a role, this syndrome may be due to suboptimal treatment.

2．烟碱样症状（N 样症状） 主要是横纹肌运动神经过度兴奋所致，表现为肌纤维颤动。病人表现有胸部和全身紧缩感、动作不灵活、牙关紧闭、腓肠肌痉挛、抽搐等。

3．中枢神经症状 早期可有头晕、头痛、无力，逐渐出现烦躁不安、谵妄、抽搐、昏迷，甚至心力衰竭、中枢性呼吸麻痹而死亡。

4．迟发性神经病（delayed neuropathy） 在急性严重中毒症状消失后 2～3 周，少数病人出现下肢瘫痪、四肢肌肉萎缩等症状。

5．中间综合征（intermediate syndrome，IMS） 急性中毒症状缓解之后，迟发性神经病发生之前，多在急性中毒后 24～96 小时突然死亡，称中间综合征。

根据病人的表现特点及血中胆碱酯酶的活力，将病情分为轻、中、重三度（表 6-1）

表 6-1 有机磷中毒的分度

程　度	临床表现	胆碱酯酶活性
轻度	毒蕈碱样症状：头痛、头晕、乏力、视物模糊、多汗、恶心、呕吐、胸闷、瞳孔缩小	50% ～ 70%
中度	典型毒蕈碱样症状和烟碱样症状：说话困难、不能行走、腹痛、腹泻、瞳孔明显缩小、肌纤维颤动、轻度呼吸困难、意识清楚	30% ～ 50%
重度	除上述症状加重外，出现中枢神经系统表现：肺水肿、脑水肿、呼吸麻痹、昏迷	＜ 30%

（三）辅助检查

1．全血胆碱酯酶、红细胞胆碱酯酶活性测定　是确诊、判断中毒程度、观察疗效的重要指标，正常人胆碱酯酶活力为100%，活力在50%～70%为轻度中毒，30%～50%为中度中毒，＜30%为重度中毒（表6-1）。

2．有机磷代谢产物测定　为毒物接触的标志。对硝基酚是对硫磷和甲基对硫磷在体内氧化分解的代谢产物，由尿液排出，很快在中毒病人尿液中出现。美曲磷酯中毒，尿中出现三氯乙醇。

（四）心理-社会状况

自杀者多为心理、社会因素造成，对待医务人员的抢救产生矛盾心理，不愿接受亲友同事的探视，也有的极其消极，可能再次自杀。误服、误用者，因突然发病易致精神紧张、焦虑、恐惧心理。

（五）急救处理

立即撤离中毒环境，脱去被污染的衣裤，用清水或1%～2%碳酸氢钠（$NaHCO_3$）彻底冲洗皮肤、指甲、毛发等。食入者立即洗胃。重度中毒出现呼吸抑制者，气管插管，保持气道通畅，吸氧。呼吸衰竭者，机械通气支持。肺水肿者，静脉给予阿托品，忌用氨茶碱和吗啡。脑水肿者，使用甘露醇和皮质激素。心跳呼吸骤停者，立即心肺复苏。

【常用护理诊断及合作性问题】

1．气体交换受损（impaired gas exchange）　与呼吸道分泌物增多，支气管痉挛、肺水肿等有关。

2．有自伤的危险（risk for self-harm）　与曾有自杀史有关。

3．知识的缺乏（knowledge deficit）：缺乏预防有机磷农药中毒的知识。

4．潜在并发症　阿托品中毒（atropinization poisoning）。

【护理目标】

1．病人的呼吸道通畅，呼吸困难程度减轻或消失，肺部啰音减少或消失。

2．病人情绪稳定，不出现过激行为。

3．病人能说出预防有机磷农药中毒的知识。

4．病人的症状明显改善，不出现阿托品中毒。

【护理措施】

（一）心理护理

了解病人中毒的原因和心理状态给予心理疏导。如为自杀所致，注意跟病人沟通，解除思想负担，引导病人面对现实，正确对待自己，讲述生活的美好，同时做好家属的思想工作请他们配合，解除病人的顾虑，使病人情绪稳定，重新树立生活信心。如为误服、误用或知识缺乏引起的中毒，应做好宣教，使病人了解急性中毒的危害性，明白各项治疗的必要性，积极配合治疗护理。

（二）迅速清除毒物

1．尽快将中毒者脱离现场，立即去除染毒的衣服，用清水或肥皂水（忌用热水和乙醇）清洗皮肤、毛发，避免毒物吸收。

2．口服中毒者，用清水、生理盐水、2%碳酸氢钠溶液或1:5 000高锰酸钾反复洗胃，直至洗出液澄清为止。注意2%碳酸氢钠溶液禁用于美曲磷酯中毒，因在碱性环境下，美曲磷酯可转变为毒性更强的敌敌畏。高锰酸钾忌用于对硫磷、内吸磷、乐果中毒，因其氧化后毒性增强。洗胃后通过胃管注入活性炭。

（三）保持呼吸道通畅

1．病人平卧头偏向一侧，意识不清者肩下垫高，使颈部伸展，防舌后坠。

2．清除呼吸道分泌物，保持呼吸道通畅，给予高流量吸氧。危急者准备气管插管、气管切开的器械。

3．遵医嘱给予阿托品及肾上腺糖皮质激素，防止肺水肿，解除支气管痉挛及喉头水肿。

（四）用药护理

1．阿托品　对烟碱样作用无效，仅能拮抗毒蕈碱样作用，提高机体对乙酰胆碱的耐受性。

阿托品开始剂量宜大，尽快达阿托品化（atropinization）后，逐渐减量，维持一段时间。在使用过程中，应密切观察神志、瞳孔、脉搏、心率、呼吸、血压的变化，详细观察呼吸道分泌物的增减，皮肤有无出汗，有无腹痛、尿潴留等。熟悉阿托品化与阿托品中毒的区别（表 6-2）。个别病人经治疗后症状及体征基本消失，但突然出现呼吸增快、血压升高、出汗、散大瞳孔开始变小，或者胸闷气短、唾液明显增加，提示因清除毒物不彻底或阿托品减量过快引起的病情反跳。

表 6-2　阿托品中毒、阿托品化区别

	阿托品中毒	阿 托 品 化
神经系统	谵妄、抽搐、昏迷	意识开始清醒
皮肤	颜面绯红、干燥	颜面潮红、干燥
瞳孔	极度放大	由小扩大后，不再缩小
体温	高热 39℃以上	无高热（37 ～ 38.5℃）
心率	心动过速	90 ～ 100 次 / 分

2．胆碱酯酶复能剂　常用的复能剂为碘解磷定（pyraloxime iodide）、氯解磷定（pyraloxime methylchloride），其次为双复磷和双解磷。此类药物对解除烟碱样毒性作用较明显，所以与阿托品合用有协同作用，首次使用可缓慢静注，病人症状好转给予相应的处理，碘解磷定过量时有口苦、咽痛、恶心、血压增高等副作用，注射过快有暂时性呼吸抑制反应，注射外漏可刺激组织，碘解磷定忌与碱性药物配伍，因能分解成剧毒的氰化物。

（五）病情观察

严密观察病人的体温、脉搏、呼吸、血压，每 15～30 分钟观察记录一次，注意意识状态变化。观察咳嗽、咳痰及胸闷情况，及早发现急性肺水肿，急性脑水肿。

（六）健康指导

加强宣传农药的保管使用知识，普及预防农药中毒的措施，严格掌握操作规程、用药剂量、用药方法，增强农民的自我保护意识，特别要严格对农药的管理，以减少生活性农药中毒的发生。接触农药过程中出现头晕、胸闷、流涎、恶心、呕吐等有机磷中毒先兆时应立即就医。

【护理评价】

1．病人呼吸道是否通畅。

2．病人情绪是否已稳定。

3．病人是否已经了解预防农药中毒的相关知识。

四、灭鼠剂中毒

灭鼠剂（rodenticide）是指一类用于杀死啮齿动物鼠类的化学物质。灭鼠剂中毒是由于病人误服或自杀而服用了灭鼠类药物，造成大量毒物进入人体，侵犯人体主要脏器，引起肺水肿或全身出血等表现，病情发展迅速，如不及时抢救，病人很快死亡。

目前常用的灭鼠剂有以下几类：①安妥类灭鼠药；②磷化锌（zinc phosphoride）类；③敌鼠钠盐和华法灵；④有机氟化物类灭鼠药。本节仅介绍急性磷化锌中毒。

【护理评估】

（一）健康史

灭鼠剂中毒为日常生活中较为常见的急性中毒，多因少年儿童误食诱饵或被污染的食物中毒，或自杀食入、谋杀时投毒。

（二）身体状况

磷化锌经口服摄入后进入人体，多在 24 小时至 2～3 天后出现中毒症状。

1．轻度中毒　以恶心、呕吐、食欲不振、腹胀、腹痛、头痛、乏力胸闷、咳嗽、低热等为主要表现，可伴有肝脏轻度肿大。

2．中度中毒　除以上表现外，多伴有意识障碍、抽搐、呼吸困难及心脏、肝脏损害。

3．重度中毒　病情危重，处于昏迷状态、惊厥，并伴有肺水肿、呼吸衰竭、心肌损害、肝脏损害等，甚至发生弥散性血管内凝血而危及生命。

（三）辅助检查

1．血液检查　凝血指标异常，白细胞总数及中性粒细胞计数增高，并可见核左移。

2．血气分析　可见低氧血症。

3．胸部 X 线检查　肺水肿者可见肺门阴影呈云絮状。

4．心电图检查　可见心肌损害的各种表现，如心动过速、传导阻滞、S-T 段下移等改变。

（四）心理 - 社会状况

自杀者多为心理、社会因素造成，可能再次自杀。误服、误用者，因突然发病易致精神紧张、焦虑、恐惧心理。

（五）急救处理

立即采用催吐、洗胃、导泻等方法清除体内毒物，维持生命体征稳定，并对症处理。禁食含油食物，避免加快毒物吸收。

【常用护理诊断及合作性问题】

1．清理呼吸道无效（ineffective airway clearance）　与肺毛细血管通透性增大，肺水肿有关。

2．急性意识障碍（acute confusion）　与毒物进入人体引起中毒有关。

【护理措施】

1．迅速清除体内毒物　口服中毒者立即用 1% 硫酸铜（cupric sulfate）溶液催吐，每 5～10 分钟口服 5～10ml，直至产生呕吐，可用至 100ml。然后用 1:5 000 高锰酸钾液洗胃，使磷化锌转化为磷酸盐；而后给予 0.1%～0.5% 硫酸铜溶液口服，并可用硫酸钠导泻。禁用硫酸镁和油剂导泻。

2．对症护理　迅速建立静脉通路，依据病人中毒后出现的腹痛、恶心、呕吐、肝大及心肌损害表现，相应的对症使用镇静止痛药、保护肝功能、防治肺水肿等处理。用药过程中注意药物的疗效和不良反应。

3. 病情观察　密切观察病人血压、心率、脉搏、呼吸及瞳孔、神志等变化，定时检查并记录。中毒后病人易出现水、电解质失衡，因此护士应通过观察病人皮肤黏膜的弹性、周围血管的充盈度、呕吐及尿量等情况，以及生命体征的监测结果，评估病人水电解质失衡的性质及程度。

4. 健康指导　向病人及家属介绍有关灭鼠剂中毒的预防和急救知识。严格遵守灭鼠剂的防护和管理制度，加强毒物保管；家庭存放灭鼠药的容器要加标签，应加锁防护，以防小儿误食中毒。

五、急性酒精中毒

乙醇（ethanol）又称酒精（alcohol），是无色易挥发液体，具有醇香气味。摄入的乙醇约在0.5～3小时内由胃、十二指肠空肠全部吸收。绝大部分经肝脏代谢分解，经呼吸道和肾排出者最多不超过总量的10%。1小时内血液含量较高，饮酒8小时后尿液即无乙醇检出。

急性酒精中毒是由于服用多量的乙醇或酒类饮料引起的中枢神经系统兴奋及抑制状态。一般可自愈，有酒瘾的人容易成为慢性中毒者，经常酒醉的人容易造成肝硬化，极少数严重者可因呼吸循环衰竭而死亡。

【护理评估】

（一）健康史

有大量饮酒或摄入含高浓度酒精的化学物质的病史。

（二）身体状况

急性中毒的症状与饮酒量和血乙醇浓度及个人耐受性有关。出现中毒症状时乙醇的摄入量，受体内醇脱氢酶活性影响，个体剂量差异很大。急性中毒的主要表现是中枢神经系统抑制，呼吸、血管运动中枢麻痹。一般可分为三期：

1. 兴奋期　酒精中毒早期，血中浓度达11mmol/L（50mg/kg），大脑皮质处于兴奋状态，表现为头晕、面色潮红、眼结膜及皮肤充血，少数呈现苍白，有欣快感。

2. 共济失调期　血中浓度达33mmol/L（150mg/kg），兴奋状态消失后，即出现动作失调、步态蹒跚、语无伦次、口齿不清、恶心、呕吐、心率加快。

Alcohol and weight is a subject relevant to millions of people who like to drink alcoholic beverages and who also either want to maintain or to lose body weight. It appears that drinking alcohol does not necessarily lead to weight gain. Most studies find no increase in body weight, some find an increase, and some find a small decrease among women who begin consuming alcohol. The research results do not necessarily mean that people who wish to lose weight should continue to consume alcohol because consumption is known to have an enhancing effect on appetite. The relationship between alcohol and weight remains unresolved and will remain so until more research is conducted that can clarify any apparent discrepancies in findings.

3. 昏迷期　血中浓度达54mmol/L（250mg/kg），病人脸色苍白，皮肤湿冷，口唇微紫，心跳加快，呼吸缓慢而有鼾声，瞳孔散大。严重者昏迷、抽搐、大小便失禁，呼吸衰竭死亡。有的酒精中毒病人也可能出现高热、休克、颅内压增高、低血糖等症状。

（三）辅助检查

1．呼气和血清乙醇浓度测定。

2．动脉血气分析　可有轻度代谢性酸中毒。

3．血清电解质浓度测定　可有低血钾、低血镁和低血钙。

4．血糖测定　可有低血糖。

5．心电图检查　可有心律失常和心肌损害。

（四）心理 - 社会状况

大多数病人清醒后常因饮酒过量而表现得后悔，同时又怕家人埋怨，因此常表现得比较紧张。

（五）急救处理

兴奋期及共济失调期中毒者多无需特殊处理，应予卧床休息、适当保暖、加强护理，避免意外伤害。昏迷者保持呼吸道通畅，给予葡萄糖溶液静滴，胰岛素皮下注射，维生素B、C，以加速酒精氧化；并给予纳洛酮（naloxone）静脉推注，缩短昏迷时间。

【常用护理诊断及合作性问题】

1．有窒息的危险（risk for aspiration）　与呕吐、意识不清有关。

2．急性意识障碍（acute confusion）　与中毒有关。

3．有受伤的危险（risk for injury）　与共济失调有关。

【护理目标】

1．病人呼吸道通畅。

2．病人意识障碍未进一步加重或逐渐好转。

3．病人无受伤。

【护理措施】

1．严密观察病情　对神志不清者要细心观察意识状态、瞳孔及生命体征的变化，并做好记录。特别是有外伤史的病人，要加强意识，瞳孔的观察，必要时行颅脑CT检查。

2．保持呼吸道通畅　饮酒后多有不同程度的恶心、呕吐、意识障碍。应取平卧位头偏向一侧，及时清除呕吐物及呼吸道分泌物，防止窒息。要观察呕吐物的量和性状，分辨有无胃黏膜损伤情况。特别是喝红酒的要注意鉴别，必要时留呕吐物样本送检。

3．安全防护　中毒者多数表现烦躁，兴奋多语，四肢躁动，应加强巡视，使用床护栏，必要时给予适当的保护性约束，防止意外发生。要做好中毒者的安全防护外，还要防止伤害他人（包括医务人员）。所以在护理酒精中毒的病人时，要做好自身的防护。

4．心理护理　大多数人清醒后表现出后悔，同时又怕家人埋怨。护理人员应根据病人不同的心理情况及时与病人陪护人员进行思想交流。

5．健康指导　加强卫生宣教，强调长期过量饮酒的危害性。对工业用乙醇，医用酒精要加强管理，避免误饮或滥用。

【护理评价】

1．病人是否有窒息。

2．病人意识是否清醒。

3．病人是否有受伤。

六、急性一氧化碳中毒

急性一氧化碳中毒（acute carbon monoxide poisoning）俗称煤气中毒，指人体吸入过量的一氧化碳，并与血红蛋白结合成碳氧血红蛋白（carboxyhemoglobin，HbCO），从而使血红蛋白失去携氧能力，造成组织缺氧，甚至死亡。一氧化碳（CO）是无色、无味、无臭、无刺激性，从感观上难以鉴别的气体。一氧化碳主要由含碳化合物燃烧不完全所产生。一般人常在无意中发生中毒而自己不知道，每年总有一些病例在被发现时，常因中毒太深而无法挽救，因此，应予以重视。

【护理评估】

（一）健康史

1．生产性中毒　工业上炼钢、炼焦、烧窑等在生产过程中炉门或窑门关闭不严，煤气管道漏气，汽车排出尾气，都可逸出大量的一氧化碳。矿井打眼放炮产生的炮烟及煤矿瓦斯爆炸时均有大量一氧化碳产生。化学工业合成氨、甲醇、丙酮等都要接触一氧化碳。

2．生活性中毒　家庭用的煤炉因排烟不良，煤气灶、煤气热水器故障漏气，且门窗紧闭通风不良，都可引起一氧化碳中毒，生活性中毒多发生在冬季。

3．个体因素　一氧化碳中毒的轻重，除与空气中一氧化碳的浓度及持续吸入时间的长短有关外，也与人的体质强弱及人体对一氧化碳的敏感性有一定关系。

> Carbon monoxide poisoning is the most common type of fatal poisoning in France and the United States. It has been estimated that more than 40 000 people per year seek medical attention for carbon monoxide poisoning in the United States. In many industrialized countries, carbon monoxide may be the cause of greater than 50% of fatal poisonings. In the U.S., about 200 people die from carbon monoxide poisoning each year, associated with home fuel-burning heating equipment. The CDC reports, "Each year, more than 500 Americans die from unintentional CO poisoning, and more than 2 000 commit suicide by intentionally poisoning themselves."

（二）身体状况

接触一氧化碳后如出现头痛、头昏、心悸、恶心等症状，于吸入新鲜空气后症状即可迅速消失者，属一般接触反应。

1．根据临床表现及碳氧血红蛋白（HbCO）多少，将急性一氧化碳中毒分为三度：

（1）轻度中毒：血中含10%～20%碳氧血红蛋白，出现头痛、头晕、失眠、视物模糊、耳鸣、恶心、呕吐、全身乏力、心动过速、短暂昏厥。

（2）中度中毒：血中含30%～40%碳氧血红蛋白，除上述症状加重外，口唇、指甲、皮肤黏膜出现樱桃红色，多汗，血压先升高后降低，心率加速，心律不齐，烦躁，一时性感觉和运动分离（即尚有思维，但不能行动）。症状继续加重，可出现嗜睡、昏迷。经及时抢救，可较快清醒，一般无并发症和后遗症。

（3）重度中毒：血中碳氧血红蛋白在50%以上，迅速进入昏迷状态。初期四肢肌张力增加，或有阵发性强直性痉挛；晚期肌张力显著降低，病人面色苍白或青紫，血压下降，瞳孔散大，最后因呼吸麻痹而死亡。经抢救存活者可有严重合并症及后遗症。

2．后遗症　中、重度中毒病人有神经衰弱、震颤麻痹、偏瘫、偏盲、失语、吞咽困难、智力障碍、中毒性精神病或去大脑强直。部分病人可发生继发性脑病。

（三）辅助检查

1．血 HbCO 测定　正常人血中 HbCO 的含量在 5%~10%。

2．脑电图检查　可见缺氧性脑病的脑电波表现。

3．心电图检查　重度中毒者有心肌缺氧，出现 S-T 段及 T 波改变、心律失常。

4．脑 CT 检查　大脑皮质下白质密度减低，或显示苍白球对称性密度减低，后期常出现脑室系统扩大和大脑皮质萎缩。

（四）心理 - 社会状况

因急性起病、症状重，病人常出现精神紧张、焦虑心理。重度中毒病人苏醒后，常因并发症、迟发性脑病更易在异常痛苦中心情紧张、恐惧，盼望得到及时救治以解除病痛，或出现悲观失望或绝望心理。

（五）急救处理

迅速脱离中毒环境，保持呼吸道通畅，纠正缺氧，控制高热，防治脑水肿，促进脑细胞功能恢复，防治并发症。

【常用护理诊断及合作性问题】

1．气体交换受损（impaired gas exchange）　与 CO 吸入致血红蛋白失去携氧能力有关。

2．急性意识障碍（acute confusion）　与一氧化碳中毒致脑缺氧有关。

3．知识缺乏（deficient knowledge）：缺乏有关预防一氧化碳中毒的知识。

【护理目标】

1．病人呼吸平稳、缺氧症状改善、动脉血气分析正常。

2．病人意识障碍无加深或有所减轻。

3．病人了解预防一氧化碳中毒的方法。

【护理措施】

（一）心理护理

礼貌、诚恳自然地接待病人和家属，沉着、严肃、有序地进行抢救，迅速熟练地与医生密切配合。给病人家属以适当的安慰和必要的心理指导。

（二）氧气疗法护理

吸氧是 CO 中毒的重要治疗措施。吸氧可促进 HbCO 的解离，增加血氧饱和度，纠正低氧血症。

1．轻度中毒　可经鼻导管或面罩吸氧，吸氧流量为 5～10L/min，根据动脉血气观察结果，调节吸氧浓度和流量，以免发生氧中毒。至症状缓解和 HbCO 浓度达 5% 以下，可停止吸氧。

2．中重度中毒　应用高压氧（hyperbaric oxygen）以增加血液中溶解氧，提高动脉血氧分压，使毛细血管内的氧容易向细胞内弥散，加快碳氧血红蛋白的解离，可迅速纠正组织缺氧。

（三）保持皮肤黏膜完整性

1．对有皮肤水疱与红肿的病人，应及时评估皮肤受损的部位、范围及程度。并向病人或家属解释患处避免搔抓，应将肢体抬高，内衣要柔软、宽大。皮肤局部水疱可用无菌注射器将水疱内液体抽出，消毒后用无菌敷料包扎，定期换药，严格执行无菌操作，防止感染。

2．昏迷病人应定时翻身，四肢皮肤易磨损或受压部位要辅以棉垫或气垫，以预防褥疮。

意识障碍病人忌用热水袋保暖，以防皮肤烫伤。

（四）对症护理

1．高热惊厥护理　遵医嘱给地西泮静脉或肌内注射，并给予物理降温，头戴冰帽，体表大血管处放置冰袋。

2．保持呼吸道通畅　平卧位，头偏一侧，随时吸取口咽分泌物及呕吐物。

3．用药护理　脑水肿者遵医嘱给予20%甘露醇静脉快速滴注，以达脱水目的，并按医嘱静脉滴注ATP、细胞色素C。

（五）健康指导

向病人讲解一氧化碳中毒的发病机制、临床过程，以及目前所处的阶段，使其对病情有充分的了解。告诫病人及家属，家庭使用煤气及煤炉时要注意安全，做好通风设备，居室内火炉要安装烟囱，烟囱结构要严密且通风良好，不要在放煤炉的房间里休息，少用煤炉取暖，提高预防意识，学会简单的急救知识及技术，以减少意外伤害。

【护理评价】

1．病人呼吸是否平稳，血气分析是否正常。

2．病人生命体征是否平稳，神志是否清楚。

2．病人是否已经了解预防一氧化碳中毒的知识。

七、强酸、强碱中毒

强酸（strong acids）主要指硫酸（sulphuric acid）、硝酸（nitric acid）、盐酸（muriatic acid）三种无机酸，其中硫酸作用最强，盐酸相对最弱。强酸对皮肤、黏膜的刺激和腐蚀作用极强，经口误服、呼吸道吸入大量酸雾、皮肤接触等均可中毒，引起局部腐蚀性烧伤、组织蛋白凝固和全身症状。

强碱（strong bases）主要指氢氧化钠（sodium hydroxide）、氢氧化钾（potassium hydroxide）、氧化钠（sodium oxide）及氧化钾（potassium oxide）。强碱类化合物用途甚广，在日常所用的去污剂、沟渠清洁剂、擦亮剂、去除油漆剂及烫发剂中均有一定含量。经口误服、皮肤接触可引起中毒，使组织蛋白变性，组织溶解坏死，并出现全身症状。

【护理评估】

（一）健康史

有强酸、强碱类毒物接触史或误服史。

（二）身体状况

1．强酸中毒表现

（1）误服中毒者，立即感到口腔、咽部、胸部和腹部剧烈的灼热性疼痛，并可见皮肤黏膜烧伤、坏死或溃疡，并有恶心、呕吐或吐出棕色或带血的腐烂黏膜症状。另外还有腹泻、口渴、吞咽困难、喉头水肿或痉挛，甚至窒息。口服中毒还可造成严重的消化道烧伤，引起剧痛、消化道穿孔以及酸中毒及肝、肾功能的损害。

（2）接触性中毒者，各接触部位所受的损伤不同。眼部受到强酸的刺激和腐蚀后，可产生角膜混浊穿孔、视力减退，甚至失明；皮肤接触者，可有三度烧伤样病变表现，局部凝固性坏死、溃疡或结痂。

（3）酸雾吸入中毒可有呛咳、咯泡沫或血性痰，并可发生喉头水肿、痉挛、支气管痉挛、呼吸困难、发绀、窒息、肺炎及肺水肿等。吸入高浓度强酸烟雾，呼吸中枢可因反射性地受到抑制而发生“电击样”死亡。

2．强碱中毒表现　根据强碱误服、接触史及其后表现，有程度轻重之分，如皮肤接触后可致三度烧伤，轻则有红、肿、热、痛等一般炎症反应，重则可有局部充血、水肿、糜烂、视物不清、严重结膜及角膜损伤，甚至失明。口服中毒者，上消化道可严重烧伤，表现为剧痛、腹痛、呕吐、腹泻、出血、穿孔、脱水及休克，还可能引起肝、肾损害。经呼吸道吸入性中毒，可有呼吸道黏膜刺激症状，表现为剧烈咳嗽，严重者可有喉头水肿、呼吸困难而窒息，并发肺炎、纵隔炎等。

（三）心理 - 社会状况

强酸、强碱中毒往往突如其来，并由于其对皮肤黏膜的强刺激性和腐蚀性，造成病人紧张，焦虑心理，担心预后；面部受损者更是因容貌的损坏，易出现孤僻、自卑的心理。

（四）急救处理

皮肤接触者立即皮肤冲洗，口服强酸中毒者饮用牛奶、生蛋清、氢氧化铝凝胶，口服强碱中毒者可立即服用食醋、大量橘子汁、柠檬汁或生蛋清。两种毒物中毒均避免洗胃。

【常用护理诊断及合作性问题】

1．皮肤完整性受损（impaired skin integrity）与酸、碱对皮肤的腐蚀有关。

2．急性疼痛（acute pain）与酸、碱烧伤皮肤有关。

3．身体意象障碍（disturbed body image）与酸、碱损伤，造成容貌或肢体不完整有关。

【护理措施】

（一）心理护理

由于此类病人极度痛苦，尤其出现食管狭窄不能进食者，再加上经济的负担，极易产生悲观绝望情绪。因此，应加强与病人的沟通，取得病人的信赖，及时给予疏导和心理支持，树立战胜疾病的信心和生活的勇气，实行 24 小时监控，防止病人的过激行为。

（二）口腔护理

吞服强酸、强碱类毒物，易致口腔黏膜糜烂、出血、坏死，即刻需用清水、中和剂冲洗。已引起口腔黏膜烧伤者，口腔分泌物增加，再加上食管痉挛易致吸入性肺炎，因此要加强口腔护理，可用 1%～4% 过氧化氢溶液擦洗口腔，防止厌氧菌感染，动作要轻柔，尽量避免新鲜创面。急性期不宜漱口，以减少疼痛，避免再出血。

（三）营养支持

中毒早期严格禁食，经胃肠外营养，中毒恢复期宜流质饮食，少量多餐，逐渐过渡到半流质、普食，避免干、硬、刺激性、不易消化食物的摄入。吞咽障碍者可考虑鼻饲供给营养，应注意过早插入胃管有引起食管狭窄延长的可能，应慎用。

（四）病情观察

严密观察病情，注意体温、脉搏、呼吸、血压及神志变化；应用止痛药物应慎重；注意观察有无纵隔炎、腹膜炎的表现，宜用 4～6 L/min 吸氧。

（五）用药护理

1．对强酸、强碱类毒物接触皮肤的病人，清洗毒物首选以清水为宜，并要求冲洗时间在 15～30 分钟或稍长一些，然后选用合适的中和剂，如酸烧伤，局部用 2%～5% 碳酸氢钠或 1% 肥皂水中和，碱烧伤用 1% 醋酸或 4% 硼酸中和。

2．口服强酸、强碱的病人禁止洗胃，可给予胃黏膜保护剂如牛奶、蛋清、米汤、植物油等经胃管缓慢注入胃内，注意用力不要过大，速度不要过快，防止造成穿孔。

（六）健康指导

了解强酸、强碱类化学物品的毒性并加强对其的管理，使用时严格按规程操作；使用过程中出现烧伤或误服立即就医。

八、毒品中毒

阿片类物质包括阿片（opium）、吗啡（morphine）、可待因（codeine）、哌替啶（pethidine）等药物，还包括罂粟碱、二乙酰吗啡（diamorphine）、大麻（cannabis）、可卡因（cocaine）等毒品，这些物质长期大量进入人体即引起中毒。

吗啡是阿片受体激动剂，对神经中枢的副作用表现为嗜睡和性格的改变，引起某种程度的惬意和欣快感；在大脑皮质方面，可造成人注意力、思维和记忆性能的衰退，长期大剂量地使用吗啡，会引起精神失常的症状，出现谵妄和幻觉；在呼吸系统方面，大剂量的吗啡会导致呼吸停止而死亡。一旦失去供给，将会产生戒断综合征。

【护理评估】

（一）健康史

以吗啡中毒常见，引起中毒的原因有 2 种：

1．医源性　由于肿瘤、结石等慢性疼痛，长期使用吗啡类药。

2．吸食毒品　毒品的吸食从我国边境开始，并逐渐向内地辐射，且吸毒人数逐年增加，已经成为我国吗啡类药品毒瘾的最主要原因。

（二）身体状况

1．呼吸抑制　其特点是呼吸频率减慢，呼吸量减少，重度中毒时呼吸频率仅 2～4 次 / 分或停止，可伴有发绀。呼吸抑制是急性吗啡中毒致死的主要原因。

2．瞳孔缩小　两侧对称，呈针尖样，若缺氧严重时也可能扩大。

3．意识改变　轻者困倦、表情淡漠，重者木僵、昏迷。部分可能出现烦躁不安、幻觉、谵妄等，偶有癫痫大发作，甚至惊厥。

昏迷、针尖样瞳孔和呼吸的极度抑制称为吗啡中毒三联症，是严重吗啡中毒的典型表现。

4．心血管系统症状　低血压、休克、肺水肿。

5．肌无力　吗啡常引起骨骼肌松弛、下颌松软、舌根后坠发生呼吸道梗阻。

6．一般中毒症状　头痛、头晕、兴奋或抑郁、口渴、皮温降低、皮肤发痒、幻想、失去时间和空间感觉，或有便秘、尿潴留及血糖增高等。对此药物敏感者，可出现各种皮疹。

7．戒断综合征　吗啡成瘾者停用 8 小时以上即可出现戒断症状：精神萎靡、打呵欠、流涕、流泪、冷汗、呕吐、腹泻、失眠、肌痛、肌肉抽搐、瞳孔散大、血压升高、失眠、焦虑、烦躁等。戒断综合征在出现的第 3 天后逐渐减轻，1 周后主要症状渐渐消失。失眠、焦虑、烦躁和不适感将持续较长时间。

（三）辅助检查

1．动脉血气分析　可有低氧血症、呼吸性或混合性酸中毒。

2．毒物检测　血、尿药物定性实验阳性。

3．血药浓度测定　治疗浓度 0.01～0.07mg/L，中毒浓度 0.1～1.0mg/L，致死浓度＞ 4.0mg/L。

（四）心理 - 社会状况

吸毒者可对所使用的药物产生强烈的生理、心理依赖。吸毒逐步成为其生活的重心，一般的生活习惯被改变，行为能力退化和减低，社会交往与社会生存空间缩小或减弱，人格改变，自我控制能力、调节能力、心理平衡能力异常改变，出现焦虑、恐惧抑郁、敏感、多疑、对人敌视等心理。

（五）急救处理

确定中毒途径，立即清除毒物，保持气道通畅，积极给氧，并使用阿片受体拮抗剂纳络酮解毒。

【常用护理诊断及合作性问题】

1．急性意识障碍（acute confusion）　与中枢神经系统抑制有关。

2．自主呼吸受损（impaired spontaneous ventilation）　与吗啡引起呼吸中枢抑制有关。

3．有孤独的危险（risk for loneliness）　与躯体受到隔离或被社会遗弃有关。

4．知识缺乏（deficient knowledge）：缺乏吗啡使用知识。

【护理目标】

1．病人情绪稳定，主动配合治疗与护理。

2．病人的呼吸状态得到改善，生命体征稳定，昏迷时间减少或无并发症发生。

3．病人得到家人及社会同情，不遭遗弃。

4．病人获得相关吗啡使用知识。

【护理措施】

（一）心理护理

由于毒品完全控制了病人的意志，扭曲了病人的人格，所以家属不能因为其一时失足而遗弃他们，既应从生理上积极帮助他们治疗，又应从心理上进行无微不至的关怀，帮助他们正确面对自己不光彩的过去，树立战胜毒魔的勇气和信心。培养、调动吸毒者的心理自救意识，帮助吸毒者学习、掌握心理自救的技能，恢复、重建吸毒者健康的生活理念与生活习惯，矫治吸毒者的不良行为，帮助、辅助吸毒者渐进地回归家庭，走进社会。戒断综合征的治疗也主要依靠心理治疗。

（二）清除毒物的护理

1．洗胃、活性炭或导泻　无论口服或注射（吗啡可以吸入胃）中毒者，均应尽早洗胃，排除消化道内的毒物。由于幽门痉挛，可能有少量吗啡在很长时间仍留在胃内，故中毒较久的病人也应洗胃，最好先用 1∶2 000 高锰酸钾液，继用清水洗净。每次注入少量以防胃内容物回流，引起吸入性窒息。注入活性炭或内服或于洗胃后注入 30% 硫酸钠溶液 50～100ml。呼吸衰竭危险期过后，可用硫酸镁代替硫酸钠，因硫酸镁除了导泻作用外，可治疗毒物引起的肠道痉挛。

2．若为皮下注入吗啡过量者，应迅速用止血带紧缚注射局部的上方（以停止静脉回流为度），局部冷敷，以延缓吸收，但注意间歇放松止血带。

3．吗啡主要通过肾排泄，静脉输液，以促进解毒，排泄，并防止脱水，必要时输入血浆。血液透析和血液灌流对吗啡中毒无效。

（三）遵医嘱使用拮抗药——纳洛酮

纳洛酮是阿片受体的完全拮抗药，能在几秒或几分钟内拮抗吗啡所致呼吸抑制、昏迷、瞳孔缩小和镇痛等作用，但有诱发成瘾者出现戒断症状。静脉注射，必要时可重复注射，至病人呼吸抑制缓解或清醒。若仍无疗效时，则应考虑吗啡中毒的同时合并有缺氧、缺氧性脑损伤，或合并其他药品、毒品中毒。

（四）对症治疗与护理

尽早建立输液通路和人工气道，及时人工辅助通气，充分给氧，迅速纠正低氧血症，维持水、电解质和酸碱平衡，是抢救吗啡中毒，维持病人生命体征最重要的治疗措施。

（五）健康指导

严格掌握吗啡类镇痛药使用的适应证及禁忌证，切勿滥用。勿与巴比妥类及其有关药物合用。做好毒品危害的宣传，关爱生命，远离毒品。

【护理评价】

1. 病人的呼吸状态是否改善，生命体征是否稳定，昏迷时间是否减少或有无并发症发生。
2. 病人情绪是否稳定，是否能主动配合治疗与护理。
3. 病人是否得到家人的关爱。
4. 病人是否已获得吗啡有关使用知识。

第二节　中暑病人的护理

Nursing for Patients with Heatstroke

中暑（heatstroke）是由高温环境引起体温调节中枢功能障碍，汗腺功能衰竭和（或）水、电解质失衡所致的疾病。

【护理评估】

（一）健康史

在高温（一般指室温超过35℃）环境中或夏季烈日暴晒下从事一定时间的劳动，且无足够的防暑降温的措施，常易发生中暑。有时气温虽未达到高温，但由于湿度较高和通风不良，亦可发生中暑。老年、体弱、疲劳、肥胖、饮酒、饥饿、失水、失盐、穿着紧身不透风的衣裤以及发热、甲状腺功能亢进、糖尿病、心血管病、广泛皮肤损害、先天性汗腺缺乏症和应用阿托品或其他抗胆碱能神经药物而影响汗腺分泌等常为中暑的发病因素。

（二）身体状况

根据临床表现的轻重，中暑可分为先兆中暑、轻度中暑和重度中暑，它们之间的关系是渐进的。

1. 先兆中暑　高温环境下，出现头痛、头晕、口渴、多汗、四肢无力发酸、注意力不集中、动作不协调等症状。体温正常或略有升高。如及时转移到阴凉通风处，补充水和盐分，短时间内即可恢复。

2. 轻度中暑　体温往往在38℃以上。除出现头晕、口渴外，往往有面色潮红、大量出汗、皮肤灼热，或出现四肢湿冷、面色苍白、血压下降、脉搏增快等表现。如及时处理，往往可于数小时内恢复。

3. 重度中暑　是中暑中情况最严重的一种，如不及时救治将会危急生命。这类中暑可分为四种类型：热痉挛（heat cramp）、热衰竭（heat exhaustion）、日射病（sunstroke）和热射病（heat apoplexy）。

（1）热痉挛：多发生于大量出汗及口渴，饮水多而盐分补充不足致血中氯化钠浓度急速明显降低时。这类中暑发生时肌肉会突然出现阵发性痉挛的疼痛。

（2）热衰竭：常常发生于老年人及一时未能适应高温的人。表现为头晕、头痛、心慌、口渴、恶心、呕吐、皮肤湿冷、血压下降、晕厥或神志模糊。此时的体温正常或稍微偏高。

（3）日射病：是因为直接在烈日的暴晒下，强烈的日光穿透头部皮肤及颅骨引起脑细胞受损，进而造成脑组织的充血、水肿；由于受到伤害的主要是头部，所以最开始出现的不适就是剧烈头痛、恶心呕吐、烦躁不安，继而可出现昏迷及抽搐。

（4）热射病：还有一部分人在高温环境中从事体力劳动的时间较长，身体产热过多而散热不足，导致体温急剧升高。发病早期有大量冷汗，继而出现无汗、呼吸浅快、脉搏细速、躁动不安、神志模糊、血压下降，逐渐向昏迷伴四肢抽搐发展；严重者可产生脑水肿、肺水肿、心力衰竭等。

Heat exhaustion is a milder form of heat-related illness that can develop after several days of exposure to high temperature and inadequate or unbalanced replacement of fluid. Those who most prone to heat exhaustion are elderly people, people with high blood pressure, and people working or exercising in a hot environment. Warning signs of heat exhaustion include: heavy sweating, paleness, muscle cramps, tiredness, weakness, dizziness, headache, nausea or vomiting , fainting.

（三）辅助检查

热衰竭有低钠和低钾血症；热痉挛有低钠和低氯血症，尿肌酸增高；热射病有白细胞总数和中性粒细胞增高，血红蛋白和血细胞比容升高，出现蛋白尿和管型尿，血尿素氮和血清酶增高，心电图出现各种心律不齐及心肌损害表现。

（四）心理 - 社会状况

热痉挛的肌肉痉挛和疼痛，热射病的高热、剧烈头痛、呕吐常使病人出现精神紧张、烦躁不安。周围循环衰竭、脑水肿发生后，病人出现意识障碍、对周围环境表现冷漠、反应迟钝。

（五）急救处理

1．先兆中暑与轻度中暑　将病人转移到阴凉通风处休息，及时脱离高温环境，并适当补充体液。

2．重度中暑　迅速降温，纠正水、电解质和酸碱平衡紊乱，积极防治循环衰竭、休克和并发症。

【常用护理诊断及合作性问题】

1．体液不足（deficient fluid volume）与高热环境下出汗多，液体摄入不足有关。

2．体温过高（hyperthermia）与环境温度高，体温调节中枢功能障碍有关。

3．急性疼痛（acute pain）与肌肉痉挛性痛及低钠、低氯有关。

【护理目标】

1．病人面色红润，脉搏平稳，血压稳定体液平衡。

2．病人体温恢复正常。

3．病人疼痛得到缓解。

【护理措施】

（一）迅速降温

1．物理降温　置病人于25℃室温、通风良好的床上，在头部、腋下和腹股沟处放置冰袋。为防止局部皮肤冻伤，最好在冰和皮肤之间隔一层湿布。同时用冷水或乙醇全身擦浴，加用电扇降温。也可将身体（头部除外）置于4℃水中降温，同时要不断摩擦四肢，防止血液循环停滞，促使热量散发。降温过程中，应注意肛温、脉搏、血压的监测，当肛温降至38℃时应暂停降温，密切观察，如体温回升，再重复以上措施。

2. 药物降温　与物理降温同时进行效果更好。常用药物为氯丙嗪，其作用有抑制体温调节中枢，扩张血管加速散热，降低器官代谢及耗氧量。用法：氯丙嗪25mg加入5%葡萄糖盐水250～500ml静脉滴注，1～2小时内滴完。用药过程中要严密观察体温、血压、心率、呼吸的变化。血压下降时，应减慢滴速或停药。也可用地塞米松10mg静脉推注。

（二）维持水、电解质和酸碱平衡

观察皮肤黏膜的弹性、周围血管的充盈度和末梢循环情况，监测体温、脉搏、血压和尿量。正确评估病人脱水的性质和程度，提供相应的饮料，鼓励病人多喝水，如热痉挛病人宜饮用糖盐饮料。迅速建立静脉通路，遵医嘱补充液体，监测并记录24小时出入量。

（三）病情观察

密切观察神志、瞳孔、生命体征及各脏器功能状况。无论用何种降温措施，都必须深插肛表以监测体温，如肛温降至38℃时，应暂停降温。对年老体弱者，静脉输液要控制滴速，不可过多过快。及时给氧，保持呼吸道通畅，注意呼吸型态的变化和有无发绀。

（四）健康指导

向在高温环境下作业的工人和普通人群介绍防治知识。改善劳动和居住条件，加强隔热、通风、遮阳、降温措施，合理调整夏季作息时间。烈日下活动应戴遮阳帽，穿宽松透气浅色衣服，携带防暑药。

【护理评价】

1. 病人体温是否已恢复正常。

2. 病人水、电解质、酸碱是否已维持平衡。

3. 病人是否已感觉舒适。

第三节　淹溺病人的护理

Nursing for Patients with Drowning

人体淹没于水中，由于水、泥沙、杂草等物堵塞呼吸道（湿溺死，占70%～80%），或喉头、气管发生反射性痉挛（干溺死，占10%～20%）而引起窒息和缺氧，称为淹溺（drowning）。由此而造成呼吸心脏停搏而死亡者称为淹死。

淡水淹溺者，肺泡中吸入的大量低渗淡水进入血循环，引起血液稀释，出现低钠、低氯和低蛋白血症，血容量增加及溶血，导致急性心功能衰竭和肺水肿。海水淹溺者，则高渗的海水进入肺泡将体液析出，大量水分从血管渗入肺泡腔，导致肺水肿、血液浓缩及血量减少、血钠及血钾升高，最后导致心力衰竭而死亡。

In many countries, drowning is one of the leading causes of death in children under 14 years old. Children could drowned in wading pools and even bath tubs. The rate of drowning in populations around the world varies widely according to their access to water, the climate and the national swimming culture. For example, typically in the United Kingdom there are 450 persons (1 per 150 000 of population) per year suffering from drownings, whereas in the United States suffers, there are 6 500 drownings or around 1 per 50 000 of population per year. Drowning related injuriy is the fifth most likely cause of accidental death in the US. In some regions, drowning is the second most likely cause of injury and death in children. The rate of near drowning incidents is unknown. Victims are more likely to be male, young or adolescent. Surveys indicate that 10% of children under 5 years have experienced a situation with a high risk of drowning.

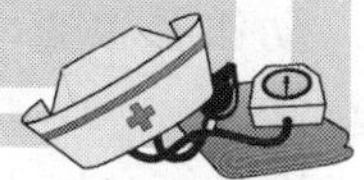

【护理评估】

（一）健康史

造成溺水的常见原因有：

1．游泳时因体力耗竭、冷水刺激发生肢体抽搐导致淹溺。

2．在浅水区跳水时因头部撞击硬物，导致颅脑外伤或颈椎骨折、脊髓损伤。

3．意外落水或投水自杀。

4．入水前饮酒过量或使用过量的镇静药物。

5．潜水意外造成淹溺。

（二）身体状况

淹溺在夏季发生率最高。

1．轻者可有头痛、视觉障碍、剧烈咳嗽、胸痛、呼吸困难、咳粉红色泡沫样痰。

2．重者有意识障碍、面色青紫、眼球结膜充血、四肢厥冷、心跳呼吸微弱或停止、腹部膨隆、口鼻腔充满泡沫或泥土，血压不稳定，尿呈橘红色，可有少尿及无尿。在复苏过程中病人可出现心律不齐、心室颤动、心力衰竭及肺水肿，24～48 小时后出现脑水肿、成人急性呼吸窘迫综合征、溶血性贫血、急性肾衰竭及肺部感染。

Signs or behaviors associated with drowning or near-drowning:

- Head low in the water, mouth at water level
- Head tilted back with mouth open
- Eyes glassy and empty, unable to focus
- Eyes closed
- Hair over forehead or eyes
- Hyperventilating or gasping
- Trying to swim in a particular direction but not making headway
- Trying to roll over on the back to float
- Uncontrollable movement of arms and legs, rarely out of the water.

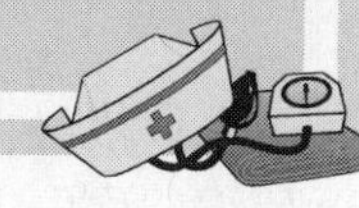

（三）辅助检查

1．血气分析　有明显低氧血症及代谢性酸中毒。

2．白细胞计数　淹溺后白细胞数增高。

3．尿常规　可有短时间蛋白尿及管型尿，偶有血红蛋白尿。

4．血电解质　海水淹溺者血清钠、钙、镁、氯、钾均增高，淡水淹溺者血清钾增高，血清钠、钙、氯均降低。

（四）心理-社会状况

意外落水者，因发生突然，病人可表现出紧张、焦虑、恐惧心理。自杀者，因对生活、社会失去信心，可能不愿配合医护人员的抢救护理，甚至再有轻生的念头。

（五）急救处理

1. 迅速将淹溺者救上岸，立即清理口、鼻及气管内的异物、通畅气道。

2. 将淹溺者置于抢救者屈膝的大腿上，头部向下，随即按压背部使呼吸道和胃内的水倒出。

3. 抱住淹溺者双腿，将其腹部放在急救者的肩部，使淹溺者头胸下垂，急救者快步奔跑，使积水倒出。

4. 从淹溺者背后双手抱住其腰腹部，使淹溺者背部在上，头胸部下垂，摇晃淹溺者，以利倒水。

5. 动作要敏捷，切不可影响下一步的抢救措施。如病人呼吸停止、心脏停搏，立即心肺复苏。

【常用护理诊断及合作性问题】

1. 清理呼吸道无效（ineffective airway clearance） 与异物阻塞气道有关。

2. 急性意识障碍（acute confusion） 与呼吸道梗阻、供氧不足有关。

【护理措施】

1. 心理护理 消除病人的紧张、焦虑心理；保持适度的心理反应，协助病人消除自杀念头，树立生活的信心。

2. 密切观察病情变化 严密观察神志、呼吸、血压、脉搏情况，准确记录尿量。保持呼吸道通畅，人工气道给予高流量酒精湿化氧气吸入，降低肺泡表面张力，监测血气分析，纠正缺氧和酸中毒。心电监护，观察心率、心律的变化，若出现心室颤动或心脏停搏，立即进行复苏抢救。

3. 用药护理 静脉滴注碳酸氢钠以纠正酸中毒，并减轻溶血反应，如溶血明显宜输血，有助于增加血液携带氧能力，以利组织脱水，纠正低血容量。输液时正确控制速度，对淡水淹溺者应从小剂量、低速度开始，避免短时间内输入大量液体，加重血液稀释程度。严格记录24小时出入量，尤其是每小时尿量，观察动态肾功能，测定尿比重。

4. 健康指导 向居民介绍游泳的注意事项，切忌酒后游泳、用药后游泳、疲劳游泳；加强游泳场所的管理，避免在泳池内打闹。

第四节 电和雷电击伤病人的护理

Nursing for Patients with Electrical Burns

人体接触电流或被高压电和雷电击中，引起局部或全身组织的损伤或功能障碍，甚至死亡，称电击伤（electrical burn）。人体是良好的导电体，触电时即成为电路的一部分。电流通过入口迅速向体内邻近组织扩散导电，电流可致细胞内外离子平衡失调，从而导致组织器官损害。

雷击对人体的作用极为复杂。雷电具有5 000～200 000A电流及数百万伏电压，单次电击时间仅持续0.01秒，重复的电击为0.01秒至0.1秒。闪电还具有极高的热度及爆炸力。

【护理评估】

（一）健康史

病人有直接或间接接触带电物体的病史；或因雷雨天避雨方法不当而造成意外伤害。

（二）身体状况

触电主要临床表现：

1．全身表现　轻度电击后病人出现面色苍白、头痛、头晕、心悸、惊慌、四肢软弱和全身无力等。重者有休克、抽搐、昏迷，伴心律不齐、迅即进入“假死”状态。亦可电击后，立即心跳呼吸停止。

2．局部表现　电流进口与出口部皮肤出现水疱，严重时组织炭化，肌肉与心肌凝固、断裂及血管破裂。

3．合并症　由于电击时肢体肌肉强烈收缩，可出现骨折或关节脱位、严重室性心律不齐、神经源性肺水肿、脑水肿、急性肾衰竭等。

雷电击中人体后，虽可发生心室纤维性颤动，但这种高安培电流通常使心脏停搏，随之可能恢复为正常心搏节律。呼吸停止的时间则长而持续，因之，必须进行持续人工呼吸，为复苏的主要部分。雷电引起强烈的突然肌肉收缩可造成骨折。皮肤上出现微红的树枝样或细条状形状，是由电流沿着皮肤或穿过所致。虽然电流强度高，但电击时间甚短，所以，肌肉损伤并不多见，但也可造成组织炭化，及大量撕裂伤。病人所带指环、手表、项链或腰带处可以有较深的烧伤。

（三）辅助检查

1．血尿生化检查　电损伤后2～6小时，血清肌酸激酶（CK）、天门冬氨酸转氨酶（AST）、丙氨酸转氨酶（ALT）、乳酸脱氢酶（LDH）的活性增高，24～48小时达高峰，以后逐渐下降至正常。尿中见血红蛋白尿和肌球蛋白尿。

2．心电图检查　部分病例有心肌和传导系统损害。心电图上可出现多种改变，如心动过速或心动过缓、期前收缩、房颤等。

（四）心理-社会状况

触电和雷击给病人带来突如其来的伤害，自觉症状明显，病人没有足够的思想准备，因而往往产生紧张及焦虑心理。

（五）急救处理

雷电击伤和触电急救处理相同，包括立即使病人脱离电源，立即开始心肺复苏、进行心电监护，及时纠正心律失常，输液治疗并维持适当尿量，以及烧伤局部的处理。雷击的伤员行心肺复苏时，重要的是要迅速，对即使出现死亡征兆的伤员也不应放弃复苏措施，因为这类伤员经刺激呼吸后往往能恢复过来。

【常用护理诊断及合作性问题】

1．急性疼痛（acute Pain）　与电击致肌肉电生理改变有关。

2．急性意识障碍（acute confusion）　与电击有关。

3．心排出量减少（decreased cardiac output）　与电击导致心肌受损有关。

【护理措施】

（一）一般护理

1．神志清者给予高热量、高蛋白、高维生素饮食，昏迷者鼻饲流质。

2．观察伤口渗血、渗液及局部血液循环情况，并准确记录。

（二）观察病情变化

1. 严密观察病人的生命体征、神志、瞳孔等变化。

2. 保持呼吸道通畅，吸氧，使用呼吸机者保证气道湿化。

3. 持续心电监护，了解心脏功能是否能恢复及恢复后情况。

（三）用药护理

1. 遵医嘱按时使用强心药、升压药、利尿药等药物。用后观察药物有无不良反应与副作用，特殊用药最好用微泵进入，算好每小时进入的用量。注意用药的配伍禁忌，输入多种药物时最好不要在一条通路上进入，以防止出现局部配伍禁忌。

2. 电击伤病人一旦出现血红蛋白尿，应及时使用速尿、甘露醇等利尿剂的同时使用碳酸氢钠碱化尿液。对严重酸中毒者，可用 5% 碳酸氢钠溶液静滴。

（四）防治并发症

预防电击伤后继发性出血，床边备放止血带；伤肢制动、搬运时平行移动，防止因外力引起的出血；出现大出血时，紧急止血，尽快通知医师，配合抢救。

（五）健康指导

普及用电知识和重视安全用电教育。保证所有电器用品正确设计、安装、维护，有助于防止家庭或工作场所的触电事故。预防雷击要根据现场情况采取适当的措施，如雷电时，不要在露天场地站立，寻找避雨场所，但不要在容易吸引闪电的大树下或金属顶棚下停留，应离开水潭、池塘或湖泊。躲在汽车内是安全的。

第五节　毒蛇咬伤病人的护理

Nursing for Patients with Venomous Snakes Bites

我国的毒蛇（viper）主要分布在南方地区。蛇毒是毒蛇咬伤的主要致病因素。蛇毒含有毒性蛋白质、多肽和酶，按其对人体的作用可归纳为神经毒（neurotoxic）、血液毒（hemotoxic）和混合毒三类。神经毒常见于金环蛇、银环蛇；血液毒见于竹叶青、五步蛇；混合毒素见于蝮蛇、眼镜蛇。

【护理评估】

（一）健康史

有被毒蛇咬伤史。

（二）身体状况

1. 神经毒　以侵犯神经系统为主，被咬伤的局部症状多显著，麻木，皮痒或轻微疼痛，1～3 小时后，出现全身软弱无力、共济失调、视物模糊、眼睑下垂、言语不清、流涎、心律不齐、血压下降、恶心呕吐、惊厥、昏迷、呼吸困难，最后呼吸循环衰竭。

2. 血液毒　以侵犯血液系统为主，局部反应快而强烈，一般在被咬后 30 分钟内，局部开始出现剧痛、肿胀、发黑、出血等现象。时间较久之后，还可能出现水疱、脓包、全身会有皮下出血、血尿、咯血、发热等症状。毒液中含有心脏毒，能引起心肌坏死、心律不齐、低血压、心力衰竭。

3. 混合毒　同时兼具上述两种症状，局部红肿、疼痛，全身有各种神经症状，造成死亡原因仍以神经毒为主。

（三）辅助检查

1．酶联免疫吸附试验（ELISA） 检测血液、尿液或组织中特异蛇毒抗原。

2．血常规 严重病例血红蛋白降低，中性粒细胞增多，血小板减少。

3．凝血机制异常 血液毒型毒蛇咬伤者，凝血酶原时间和部分凝血活酶时间延长、血纤维蛋白及纤维蛋白原减少、血纤维蛋白降解产物增多。

（四）心理 - 社会状况

毒蛇凶猛的攻击，造成严重的伤害，病人没有足够的思想准备，因而往往产生紧张及焦虑。加之有的伤口流血不止，加重病人的恐惧。

（五）急救处理

毒蛇咬伤后千万不可以紧张乱跑，奔走求救，应立即结扎咬伤的近心端，并用冷水或生理盐水冲洗伤口，或扩创排毒，以防止毒素扩散、吸收；立即使用蛇药解毒。

【常用护理诊断及合作性问题】

1．恐惧（fear） 与担心预后有关。

2．皮肤完整性受损（impaired skin integrity） 与毒蛇咬伤有关。

3．有感染的危险（risk for infection） 与组织损伤、坏死有关。

【护理措施】

（一）立即清除蛇毒的护理

1．绑扎 用绳子、布条、止血带或其他系带在伤口上 5～10cm 处绑扎，以阻止毒液吸收。结扎以阻断淋巴和静脉回流为度。每 15～30 分钟放松 1～2 分钟，直至伤口经手术处理或应用抗蛇毒血清后解除绑扎。

2．冲洗 立即选用清水、盐水、肥皂水或 0.1% 高锰酸钾溶液冲洗，以清除粘附的毒液。

3．清创和排毒 用清水、3% 过氧化氢溶液或 1∶5 000 高锰酸钾溶液清洗，消毒，用无菌手术刀，在局部作十字形切开，同时在伤肢的指（趾）背部皮肤，用尖刀刺破皮肤，患肢下垂，以促使毒液排出。也可把患肢浸在 2% 冷盐水中，手指自上而下不断地挤压排毒，每次约 20～30 分钟。如伤口有毒牙残留，应及时拔出。可在伤口周围挑破皮肤 2～3 处，用拔火罐吸出或用口吸吮法，边吸边吐，以尽快使蛇毒从局部除去。注意用口吸吮者口腔黏膜应无破损、无龋齿，及其他口腔病症，以免间接吸收中毒。伤口出血不止的禁忌多处切开。

Snakebite

First Aid: Snakebite first aid recommendations vary, in part because different snakes have different types of venom. Some have little local effect, but life-threatening systemic effects, in which case containing the venom in the region of the bite (e.g., by pressure immobilization) is highly desirable. Other venoms instigate localized tissue damage around the bitten area, and immobilization may increase the severity of the damage in this area, but also reduce the total area affected; whether this trade-off is desirable remains a point of controversy.

（二）一般护理

1．被毒蛇咬伤的病人常常精神紧张，易促进毒液的扩散、加重出血等，应注意病人的心理护理。

2．保持病人静卧，患肢制动、下垂，延缓毒液的扩散。严禁饮酒，以免毒液扩散。

3．密切观察生命体征、尿量、神志、肢体运动和全身出血征象。注意有无休克、急性肾衰、心力衰竭、呼吸衰竭及内脏出血等并发症，给予及时治疗与护理。

4．遵医嘱使用抗生素预防感染，同时注射破伤风抗毒素，预防破伤风。

5．中草药　可口服或外用中药。

（三）伤口护理

1．湿敷　经过清创排毒处理后的伤口，用高渗盐水或1∶5 000高锰酸钾溶液湿敷，有利于引流毒液和减轻水肿。

2．胰蛋白酶注射　在伤口周围或在肿胀部位上方环形注射用0.25%普鲁卡因稀释过的2 000～6 000U胰蛋白酶，破坏蛇毒的活性。

（四）遵医嘱使用抗蛇毒血清

早期使用足量的抗蛇毒血清可明显降低毒蛇咬伤的死亡率。已知毒蛇种类时，用单价血清。无法确定何种毒蛇咬伤时，用多价血清。单价血清比多价血清疗效高。注射前必须做过敏试验。无过敏反应时，毒蛇咬伤2小时内，可在伤口周围作皮下或肌内注射。当出现全身症状时，将血清1安瓿用20～40ml的等渗盐水或葡萄糖盐水稀释后缓慢静脉注射或滴注，连续使用3～4天。

（五）健康指导

进入有蛇区应着厚靴及厚帆布绑腿。夜行应持手电筒照明，并持竹竿在前方、左右拨动草丛将蛇赶走。野外露营时应将附近之长草，泥洞，石穴清除，以防蛇类躲藏。平时应熟悉各种蛇类之特性及毒蛇咬伤急救方法。

（周肖英）

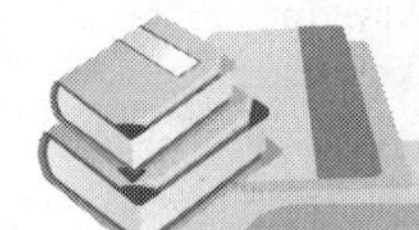

Key words

sedative hypnotic / ˈsedətiv hipˈnɔtik / n. 镇静催眠药
withdrawal syndrome / wiðˈdrɔːəl ˈsindrəum/ n. 戒断综合征
benzodiazepines / ˌbenzəudaiˈæzəpiːn / n. 苯二氮䓬类
diazepam / daiəˈzepəm / n. 地西泮
flurazepam / fluərˈæzəpæm / n. 氟西泮
barbiturate / bɑːˈbitjuərit / n. 巴比妥酸、盐
barbital / ˈbɑːbitæl / n. 巴比妥
phenobarbital / ˌfiːnəuˈbɑːbitəl / n. 苯巴比妥
glutethimide / gluːˈteθəˌmaid / n. 格鲁米特
methaqualone / ˌmeθəˈkwɔləun / n. 甲喹酮
meprobamate / məˈprəubəmeit / n. 甲丙氨酯
potassium permanganate / pəˈtæsiəm pəːˈmæŋgənit, -neit / n. 高锰酸钾
flumazenil / ˈfluːmeizəˌnil / n. 氟马西尼
bemegride/ ˈbemigraid / n. 贝美格
nikethamide / ˈnikeθəmaid, -mid / n. 尼可刹米
lobeline / ˈləubiˌliːn, -lin / n. 洛贝林
nitrite poisoning / ˈnaitrait, ˈpɔizniŋ / n. 亚硝酸盐中毒
methylene blue / ˈmeθiliːn, -lin, bluː / n. 亚甲蓝
organophosphorous pesticide poisoning / ˌɔːgənəuˈfɔsfəːrəs ˈpestisaid əˈpɔizniŋ /

有机磷类杀虫药中毒
cholinesterase / ˌkɔliˈnestəreis / n. 胆碱酯酶
acetylcholine / əˌsiːtəlˈkəulin / n. 乙酰胆碱
muscarinic sign / ˌmʌskəˈrinik sain / 毒蕈碱样症状
nicotinic sign / ˌnikəˈtinik, sain / n. 烟碱样症状
phorate / ˈfəureit,ˈfɔː- / n. 甲拌磷
systox / ˈsistɔks / n. 内吸磷
methyl parathion / ˈmeθilpærəˈθɑiɔn / 甲基对硫磷
malathion / ˈmæləˈθaiɔn / n. 马拉硫磷
delayed neuropathy / diˈleid njuəˈrɔpəθi/ 迟发性神经病
intermediate syndrome / ˌintə(ː)ˈmiːdjət ˈsindrəum / 中间综合征
atropinization / ˌætrəpɪnaɪˈzeɪʃ ən;-nɪˈz- / n. 阿托品化
pyraloxime iodide / pirəˈlɔksimˈɑiədiːn / 碘解磷定
pyraloxime methylchloride / pirəˈlɔksimˈmeθilˈklɔːrɑid / 氯磷定
rodenticide / rəuˈdentiˌsaid / n. 灭鼠剂
zinc phosphoride / ziŋk ˌfɔsfəˈrimitə / 磷化锌
cupric sulfate / ˈkjuːprik ˈsʌlfeit / 硫酸铜
ethanol /ˈ eθənɔːl, -nəul / n. 乙醇
alcohol / ˈælkəhɔl / n. 酒精
naloxone / ˈnæləksəun / n. 纳络酮
acute carbon monoxide poisoning / əˈkjuːt ˈkɑːbən məˈnɔksaɪd əˈpɔizniŋ / 急性一氧化碳中毒
carboxyhemoglobin / ˌkɑːˈbɔksiˌhiːməˈgləubin / n. 碳氧血红蛋白
hyperbaric oxygen, HBO / ˌhaipəːˈbærik ˈɔksidʒən / 高压氧
strong acid / strɔŋ ˈæsɪd / 强酸
vitriol / ˈvitriəl / n. 硫酸
nitric acid / ˈnaitrik ˈæsɪd / 硝酸
muriatic acid / ˌmjuəriˈætik ˈæsɪd / 盐酸
strong base / strɔŋˈbeis / 强碱
sodium hydroxide / ˈsəudjəm haiˈdrɔksaid / 氢氧化钠
potassium hydroxide / pəˈtæsjəm haiˈdrɔksaid / 氢氧化钾
sodium oxide / ˈsəudjəm ˈɔksaid / 氧化钠
potassium oxide / pəˈtæsjəm ˈɔksaid / 氧化钾
opium / ˈəupjəm / n. 阿片
morphine / ˈmɔːfiːn / n. 吗啡
codeine / ˈkəudiːin / n. 可待因
pethidine / ˈpeθidin / n. 哌替啶
diamorphine / ˈdaiəmɔːfiːn / n. 二乙酰吗啡
cannabis / ˈkænəbis / n. 大麻
cocaine / kəˈkein / n. 可卡因
heatstroke / ˈhiːtstrəuk / n. 中暑
heat cramp / hiːt kræmp / 热痉挛
heat exhaustion / hiːt igˈzɔːstʃ ən / 热衰竭
sunstroke / ˈsʌnstrəuk / n. 日射病

heat apoplexy / hiːt ˈæpəpleksi / 热射病
drowning / ˈdrauniŋ / n. 淹溺
electrical burn / iˈlektrik(ə)l bəːn / 电击伤
viper /ˈvaipə / n. 毒蛇
neurotoxic / ˌnjuərəuˈtɔksik, nuə- / n. 神经毒
hemotoxic / ˌhiːməuˈtɔksik / n. 血液毒

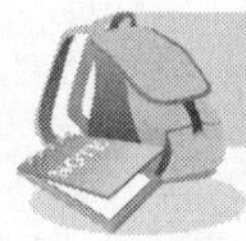

复习题

【名词解释】

1. 亚硝酸盐中毒
2. 毒蕈碱样症状
3. 烟碱样症状
4. 迟发性神经病
5. 中间综合征
6. 阿托品化
7. 中暑

【填空题】

1. 有机磷杀虫药中毒主要临床表现是：（　　）、（　　）、（　　）。
2. 目前常用的灭鼠剂类型有：（　　）、（　　）、（　　）、（　　）。
3. 酒精中毒的临床表现分为：（　　）、（　　）、（　　）三期。
4. 毒品中毒的表现有：（　　）、（　　）、（　　）、（　　）、（　　）、（　　）、（　　）。
5. 重度中暑分为：（　　）、（　　）、（　　）、（　　）四种类型。

【选择题】

1. 抢救敌敌畏口服中毒禁用
   A. 大量盐水催吐　　B. 2% 碳酸氢钠溶液反复洗胃
   C. 对服毒超过 6 小时者仍应洗胃　　D. 洗胃后由胃管灌入液状石蜡导泻
   E. 肥皂水灌肠
2. 急性有机磷农药中毒引起的毒蕈碱样症状是
   A. 肌纤维颤动　　B. 血压升高
   C. 瞳孔缩小　　D. 意识障碍
   E. 全身发紧
3. 有关口服有机磷农药中毒的饮食护理措施，错误的是
   A. 洗胃后需禁食 24 小时　　B. 开始进食前口服氢氧化铝凝胶
   C. 从流质过度为普食　　D. 给予高蛋白、高糖、高脂饮食
   E. 重度中毒者，清醒后 24 小时暂停饮水

4．抢救急性一氧化碳中毒的关键是及时纠正脑缺氧，最有效的措施是

A．高压氧舱吸氧　　B．使用呼吸兴奋剂

C．采用人工呼吸器　　D．输新鲜血或换血疗法

E．解除脑血管痉挛，静脉滴注普鲁卡因

5．对轻症中暑应给予

A．静脉注射生理盐水　　B．物理降温

C．药物降温　　D．阴凉通风处休息，饮清凉饮料

E．吸氧 3～5L/min

6．In which part of the body does organ phosphorus pesticide distribute the most?

A．Lung　　B．Liver　　C．Kidney　　D．Spleen

7．Which one does not support the standard of atropinization when receving atropine for organ phosphorus pesticide poisoning?

A．Dryness of mouth and skin　　B．Flushing face

C．Constricted pupils　　D．Rapid heart rate

8．Which poisoning substance can cause cherry-colored lip?

A．Carbon Monoxide（CO）　　B．Nitrite

C．Cyanide　　D．Atropine

9．The primary nursing strategy for heliosis patient should be:

A．Be transferred to hospital immediately

B．Give cool beverage

C．Monitor blood pressure

D．Remove the patient from the heat to shandy and cool and ventilative place

10．To rescuing patient with CO poisoning, the first step should be:

A．Administer oxygen

B．Keep supine position

C．Loose clothes

D．Remove patient from the toxic environment

【问答题】

1．简述有机磷农药中毒的排毒措施。

2．请说出一氧化碳中毒的分度及临床表现。

3．简述重度中暑的分类及临床表现。

4．简述毒蛇咬伤的急救护理措施。

参考答案

选择题

1．D　2．C　3．D　4．A　5．D　6．B　7．C　8．A　9．D　10．D

第七章　常用救护技术护理

Chapter 7　Common Rescue Techniques Nursing

学习目标

1. 掌握心脏电复律术的操作方法及护理。
2. 掌握气道通路建立，各种动、静脉置管的操作要点及护理。
3. 掌握机械通气技术的适应证、禁忌证，操作要点及护理。
4. 掌握创伤急救技术的操作方法、抗休克裤的使用方法、护理。
5. 掌握常用救护技术护理常用专业术语的英文表达。
6. 熟悉心脏电复律术、气道通畅建立及动、静脉置管的适应证、禁忌证。
7. 了解心脏电复律术的分类。
8. 了解抗休克裤的原理。

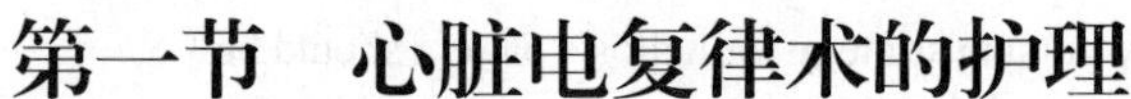

第一节　心脏电复律术的护理

Cardioversion Nursing

心脏电复律(cardioversion)是利用电能治疗异位性快速心律失常（arrhythmia），使之转复为窦性心律（sinus rhythm）的方法。最早用于治疗心室颤动，又称心脏电除颤(defibrillation)，所用的仪器称为电除颤器（defibrillator）。

Definition:
Cardioversion refers to the process of restoring the heart's normal rhythm by applying a controlled electric shock to the exterior of the chest. Abnormal heart rhythms are called arrhythmias or dysrhythmias.
Purpose: When the heart beats too fast, blood no longer circulates effectively in the body. Cardioversion is used to stop this abnormal beating so that the heart can begin its normal rhythm and pump more efficiently.

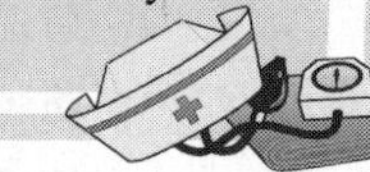

一、电复律的分类

1. 非同步电复律　只用于心室颤动（ventricular fibrillation）与心室扑动(ventricular flutter)。

2. 同步电复律　适用于心房颤动（atrial fibrillation)、心房扑动（atrial flutter)、室上性和室性心动过速（ventricular tachycardia）等的复律。

二、适应证

1. 心房颤动和心房扑动。
2. 心室颤动和心室扑动。
3. 室性心动过速药物治疗无效或情况紧急影响病人血流动力学。

三、禁忌证

1．洋地黄（digitalis）中毒导致的心律失常。
2．病窦综合征（sick sinus syndrome, SSS）。
3．重症低钾血症、低镁血症所致的心律失常。
4．心房颤动合并明显心脏扩大、心功能不全者。
5．心房颤动病人年龄较大（＞60 岁）而心室率不快者。
6．既往有血管栓塞病史者慎用。

四、操作步骤

1．病人平卧在绝缘床上，建立静脉通道。
2．术前吸氧。
3．常规描记心电图，并行心电监护，选择 R 波较高的导联进行示波观察。
4．将除颤器接通电源，根据需要选择同步或非同步按钮，选择电功率 200～360J。
5．缓慢静脉注射地西泮（diazepam）15～20mg，必要时加戊硫巴比妥钠（thiopental sodium）。
6．电极板涂一层均匀导电糊或包以 2～4 层盐水纱布，按充电键充电，待病人意识模糊，分别将电极板放置胸骨右缘第 2～3 肋间和心尖部。
7．嘱其他人离开床边，术者两臂伸直固定电极板，身体离开床缘，然后双手同时按放电钮进行放电。
8．放电同时观察心电图形，了解除颤效果。若除颤未成功，可以加大瓦秒数值，再次放电；同时寻找失败原因并采取措施。

五、护理

（一）电复律前护理

1．卧位　病人最好卧于硬木板床上，不得接触金属物品。操作者不得接触病人、病床以及和病人相连的任何仪器，以免触电。
2．建立静脉通道　应首选下肢静脉通道，便于电复律操作。
3．心电检查　作 12 导联进行心电监护，选 R 波较大导联测试复律机的同步功能。
4．连接电极板　病人皮肤用酒精去除油脂以减少电阻，电极板涂导电糊或包盐水纱布，分别置于正确位置。
5．吸氧　电复律前可加压吸氧 5～10 分钟，以防心跳骤停时发生脑组织乏氧，电复律时停止吸氧，以免氧气燃烧。
6．麻醉　备好抢救物品，遵医嘱给药，同时严密观察生命体征、心律变化，病情紧急时如室性颤动，则无须麻醉。
7．检查装置的可靠性　检查电源，再次检查连接、心电图、R 波有无同步信号、病人是否接触金属物品及其他人员。
8．电复律　设定电压，放电，同时密切观察心电变化。

（二）电复律后护理

1．安置　术后 2 小时方可移动病人，24 小时内应绝对卧床休息。

2．密切观察　术后应密切观察生命体征、心电变化、并发症等。

（1）心律：术后2小时内应持续心电监测。若出现心律失常，遵医嘱及时应用抗心律失常药物或重复电击。若出现心跳骤停，立即进行复苏抢救。

Postprocedure

The procedure will be terminated either by a successful reversion to sinus rhythm or when the medical officer determines that cardioversion will not revert the rhythm.

Ensure the patient's airway is patent.

The nurse nursed the patient in the left lateral position until fully conscious.

Bp record immediately post procedure at 5 minute interval for 15 minutes then 15 minute interval for 2 hours.

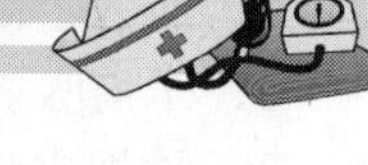

（2）呼吸：注意观察，若出现气短、咳嗽、咳粉红色泡沫样痰，说明发生肺水肿。若出现呼吸骤停应立即进行人工呼吸。

（3）血压：少数病人电复律后出现一过性低血压，1～2小时内即可恢复，若2小时后仍未恢复或持续下降，考虑可能发生心源性休克，应监测心肌酶变化，及时救治。

（4）栓塞：病人若出现言语功能障碍、偏瘫等考虑出现脑栓塞（cerebral embolism）；若出现呼吸困难、胸痛、咯血考虑出现肺栓塞（pulmonary embolism）；若出现腰痛、血尿、尿少等考虑出现肾栓塞（renal embolism）。

（5）皮肤：观察电击部位的皮肤有无红斑、水疱等电灼伤，必要时涂敷烫伤膏。

（李凤菊）

第二节　气道通路建立的护理

Airway Bypass Nursing

在危重病人的治疗中，氧是不可缺少的。乏氧可导致人体重要器官以及中枢神经系统的不可逆损伤，因而迅速建立有效的气道通路（airway bypass），保证气道通畅是至关重要的。

Airway bypass is the process of creating extra-anatomic ventilatory passages between the pulmonary parenchyma and large airways to allow trapped gas to exit from the lung. Decreasing the volume of trapped gas improves respiratory mechanics, which leads to improvement in dyspnea and quality of life.

一、环甲膜穿刺术的护理

环甲膜穿刺术（thyrocricoid puncture）是上呼吸道梗阻时开放气道的急救措施之一，但不能作为确定性的处理方法，只是为气管造口术（tracheostomy）赢得宝贵时间，是医护人员必须掌握的急救技术。

（一）适应证

1．各种原因引起的上呼吸道完全或不完全梗阻。

2．牙关紧闭经鼻插管失败者。

3．气管内给药。

4．3岁以下小儿不宜做环甲膜切开者。

（二）禁忌证

有出血倾向者。

（三）操作步骤

1．用物准备　环甲膜穿刺针（若没有环甲膜穿刺针可选用16号针头）、无菌注射器、治疗药物、给氧设备。

2．病人取颈仰卧位，取甲状软骨和环状软骨之间的柔软处即环甲膜（图7-1），在正中线上垂直刺入环甲膜穿刺针，有落空感或有气体自针头逸出，即进入气管。然后将针芯取出，外套管一端留置于气管内，另一端连接呼吸器。

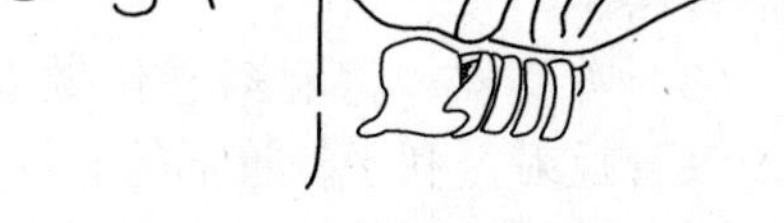

图7-1　环甲膜的体表位置

（四）护理

1．穿刺时进针不要过深，避免损伤气管后壁黏膜。

2．必须确定针尖在气道内方可注射给药。

3．注射给药时，药物用等渗盐水配制，酸碱适宜，以减少对气管的刺激。注射速度要快，病人不可吞咽和咳嗽，注射完毕后迅速拔出注射器和针头。

4．针头拔出前应避免喉部上下运动，以防损伤黏膜。

5．观察穿刺部位是否出血，防止血液流入气管导致误吸。

6．同时做好气管切开或气管插管的准备。

二、气管插管术的护理

气管插管术（endotracheal intubation）是将一特制的气管内导管经声门插入气管的技术。是解除呼吸道梗阻、保持呼吸道通畅、抽吸下呼吸道分泌物和进行辅助呼吸的有效方法。

（一）适应证

1．呼吸心跳骤停者。

2．呼吸衰竭（respiratory failure）　任何原因所致的低氧血症（hypoxemia）及二氧化碳潴留。

3．任何原因所致的自主呼吸障碍及呼吸保护反射迟钝或消失。

4．气道梗阻。

5．手术需要进行气管内麻醉者；气管内给氧、给药，使用呼吸器者；小儿支气管造影前，须保持呼吸道通畅者。

（二）禁忌证

1．喉头水肿、喉头及气管黏膜下血肿、呼吸道急性炎症等。

2．咽喉部烧伤、肿瘤、异物存留者。

3．主动脉瘤侵犯或压迫气管者。

4．下呼吸道分泌物潴留难以从插管内清除者，应行气管切开术（tracheotomy）。

5．颈椎骨折或脱位者。

（三）操作步骤

1．用物准备

（1）喉镜（laryngoscope）：由喉镜柄和喉镜片组成。喉镜片是伸入口腔咽喉显露声门裂的部分。

（2）气管导管（endotracheal tube）和管芯：多用带气囊的硅胶管。气管导管的长度和口径不同，要根据插管途径和病人的年龄加以选择。一般成人经鼻导管最大能通过 F32～34 号，而经口导管男性用 F38～40 号，女性用 F36～40 号。通常经口插管要比经鼻插管短 2～4cm。管芯的作用是使气管导管保持一定的弯度，有利于插管操作。

The most common tracheal intubation is orotracheal intubation where, with the assistance of a laryngoscope, an endotracheal tube is passed through the mouth, larynx, and vocal cords, into the trachea. A bulb is then inflated near the distal tip of the tube to help secure it in place and protect the airway from blood, vomit, and secretions.

（3）喷雾器：将麻药雾化做表面麻醉以消除咽喉及气管反射，利于气管插管。

（4）其他：插管钳、吸引设备、衔接管、牙垫、10ml 注射器、胶布、消毒凡士林或无菌液状石蜡、听诊器和简易呼吸器或呼吸机。

2．插管方法　根据插管的途径分为经口腔或鼻腔插管。根据插管时是否显露声门分为明示插管和盲视插管。

（1）经口明视插管术：是最方便、最常用的插管方法。

1）用吸引器吸净鼻咽部分泌物。

2）安装检查好喉镜，确保其性能良好。

3）体位：术者立于病人头侧，病人取仰卧，头、颈、肩垫高，使头后仰并抬高 8～10cm。

4）麻醉：对意识清醒的病人，用 2% 利多卡因（lidocaine）做喉部喷雾麻醉。

5）开口：用右手拇指推开病人的下唇和下颌，示指抵住上门齿，将病人嘴撑开（图 7-2）。

6）暴露会厌：左手持喉镜沿病人右侧口角插入，用喉镜叶片将舌推向左侧，同时使镜片深入至悬雍垂，此时顺舌弯度进入，即可看到会厌襞（图 7-3）。

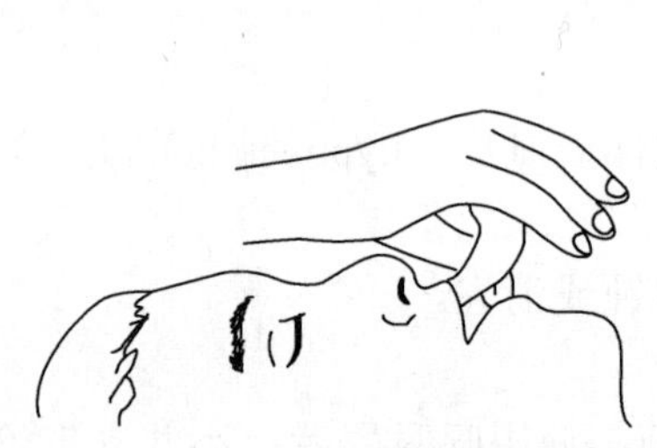

图 7-2　撑开患者口腔

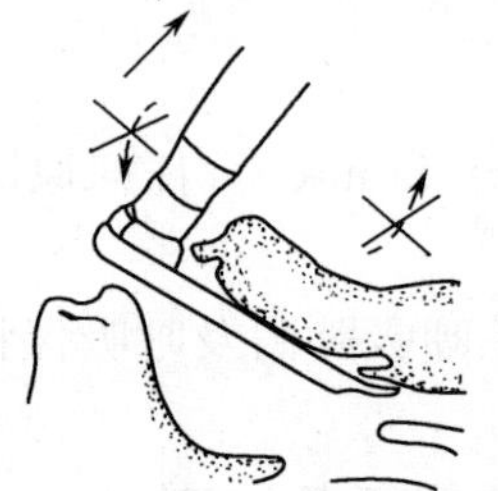

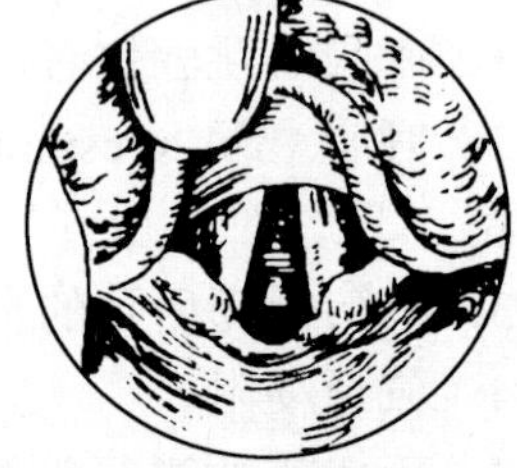

图 7-3　插入喉镜叶片暴露会厌、显露声门

7）显露声门：看到会厌后，若用直喉镜直接可显露声门；若用弯喉镜，见到会厌后必须将喉镜片置入会厌与舌根交界处，上提镜片，显露声门（图 7-3）。声门为白色，声门下方是食管黏膜，为鲜红色。

8）插入导管：声门显露后，将气管导管在声门开放时轻轻插入，导管进入声门后将管芯拔出。如插管过程中病人发生发绀或心动过缓，则应将导管拔出，用复苏器以 100% 氧气做数分钟过度通气，然后再做第二次试插。

9）确认、固定：导管插入气管后，立即塞入牙垫，退出喉镜，确认导管进入气管内。方法有：①压迫胸部导管口有气流；②人工呼吸时，可见双侧胸廓对称起伏，听诊双肺可听到清晰的肺泡呼吸音；③如用透明导管，吸气时管壁清亮，呼气时管壁出现“白雾”状变化，判断无误后用胶布固定导管。

10）气囊充气：向导管前端气囊充入适量空气来封闭气道，以免机械通气时漏气或呕吐物、分泌物逆流入气管。

（2）经鼻盲探插管法：经口途径有困难者考虑经鼻插管，但呼吸停止、患有鼻部疾病、凝血功能障碍、颅底骨折等禁忌经鼻插管。

1）插管前准备：确定无经鼻插管禁忌疾病；用 2% 利多卡因进行表面麻醉；选择合适导管；向插管侧鼻腔滴入少许液状石蜡。

2）插管：头后仰，将导管插入一侧鼻腔，一进入鼻腔，导管就采用与面部垂直方向插入，切忌向头侧插入，以免引起出血，术者注意观察导管的气流，同时调整头颈方向角度，当观察气流最强时，迅速在吸气相推入导管，通常导管通过声门时病人会出现强烈咳嗽反射。如气流中断，提示导管误入食管，应稍稍退出，重试。

（3）经鼻明视插管术：气管导管通过鼻腔时和经鼻盲插相同，显露声门和经口明视插管相同。当导管通过鼻腔后，术者左手持喉镜显露声门，右手推进导管进入。

（四）护理

1. 插管前要备物齐全，规格要合适，检查用物的安全性如喉镜灯泡的明亮，气囊不漏气等。

2. 插管时动作要轻柔、迅速，用力要正确，不可以门齿为支点暴露会厌和声门（图 7-3）。

3. 气囊充气要适当，约 3～5ml。若充气过多或时间过长，则压迫气管黏膜导致缺血坏死，因此，导管留置期间应每 2～3 小时放气 1 次。

4. 导管留置时间不宜超过 72 小时，如需要继续留管，应行气管切开术。

5. 保持口、鼻腔清洁　插管后病人禁食，缺少咀嚼，异味较重，加上口腔牙垫填塞固定不利于口腔清洁，因此要做好口腔护理，减少感染和口腔溃疡的发生。每日用温水棉签清洁鼻腔，湿润鼻黏膜，并涂液状石蜡加以保护。

6. 要吸入湿化气体，防止气管内分泌物黏稠结痂，影响呼吸道通畅。吸痰时要无菌操作，每次吸痰时间不宜过长，通常在 15 秒内。

7. 气管插管术可能出现下述并发症，要认真监测，及早预防，妥善处理。

（1）损伤：喉、气管裂伤及擦伤；喉及声门下血肿、出血；声带损伤；勺状软骨脱位；牙齿松动等。

（2）感染：细菌带入气管内、勺状软骨处溃疡、喉及环状软骨膜炎、喉狭窄等。

（3）窒息（asphyxia）：插管脱落可发生窒息，因此插管要固定牢固。

8. 拔管　拔管前吸净气管内分泌物，然后纯氧通气 10 分钟左右，将气囊气体放出，在呼气相将管拔除。拔除后要注意病人的呼吸变化。

As nurses gain experience, they can often predict when a patient is going to need intubation and mechanical ventilation. They may gather the intubation equipment hours before the patient actually needs it and keep it near the room ‘to ward off evil spirits.’ Nurses who have this ability, and who are assertive in notifying the physician, are a great asset in improving the patient’s outcome.

三、气管切开术的护理

气管切开术（tracheotomy）是通过颈前正中入路，切开气管上段的前壁插入套管，以开放呼吸道的手术。

（一）适应证

1．上呼吸道阻塞　如喉部炎症、肿瘤、外伤、异物等原因引起的喉阻塞，气管外伤伴有软组织肿胀等导致呼吸困难、窒息者。

2．下呼吸道分泌物潴留　如脑卒中、颅脑损伤、中毒引起的昏迷等。

3．预防性气管切开　对口、鼻、咽、喉部手术，为方便麻醉并防止血液流入气道，进行预防性气管切开。对于颈、胸部外伤，外伤后立即出现呼吸困难的病人，应及时进行气管切开维持呼吸。

4．取气管异物　气管异物经内镜下钳取不成功，需经气管切开取出。

5．长期需要人工呼吸机辅助呼吸者。

（二）禁忌证

1．有严重出血性疾病者。

2．气管切开部位以下存在占位性病变者。

（三）操作步骤

1．用物准备

（1）气管切开包：弯盘、药杯、注射器、圆刀、尖刀、镰状刀、剪刀、气管钩、止血钳、镊子、针、线、孔巾、纱布、气管套管一套、持针器等。

（2）其他：麻药及抢救药品、氧气、吸引器、吸痰管、照明灯、无菌手套等。

2．体位　取仰卧位，肩下垫枕，保持正中位。如呼吸困难严重，不能仰卧，可采用半坐位或坐位。

3．消毒铺巾　颈部皮肤消毒，戴无菌手套，铺孔巾。

4．麻醉　手术一般采用 1% 普鲁卡因（procaine）进行局部浸润麻醉，若病人昏迷，可不麻醉。麻醉的范围为自甲状软骨下缘至颈静脉切迹的颈前中线。

5．切开分离　左手固定环状软骨，右手持刀自环状软骨下缘至颈静脉切迹做纵切口（图 7-4）。依次切开皮肤、皮下组织、颈浅筋膜，将舌骨下肌群向两侧拉开暴露气管前壁和甲状腺峡部，游离甲状腺峡部，显露 2、3、4、5 气管软骨环，在正中线上切开 3、4 或 4、5 软骨环。注意刀尖不宜过深，以免损伤气管后壁形成气管食管瘘（tracheo-esophageal fistula）。可选用镰状刀向上挑开。切忌切开第一软骨环，否则会后遗喉狭窄。

6．插入并固定气管套管　用止血钳撑开气管两边，吸出分泌物，将气管套管置入，快速拔出导管芯，插入内套管，将套管的带子于颈后系结固定（图 7-5）。若切口过大，在切口上方缝合 1～2 针，无菌敷料覆盖创口。

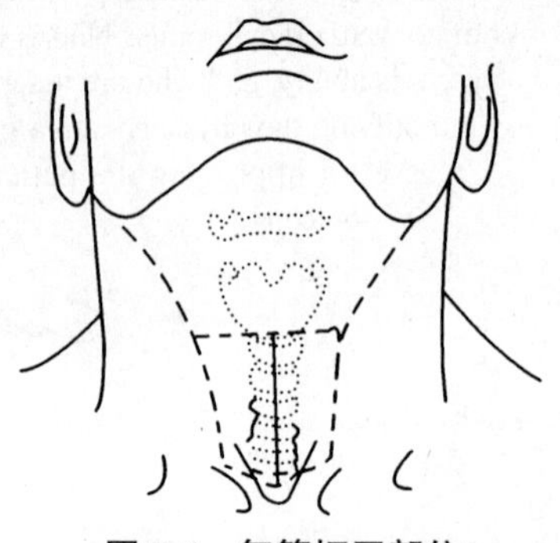

图 7-4　气管切开部位

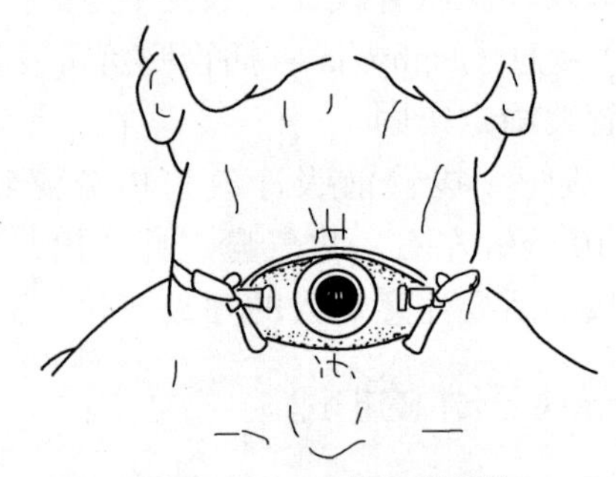

图 7-5　固定气管套管

（四）护理

1．气管套管护理　气管套管固定要松紧适宜，以能通过一指为度。内套管应每隔1～4小时取出清洗消毒，消毒液每日更换一次。外套管定时用乙醇棉签擦拭。气囊应2～3小时放气5～10分钟，改善气道黏膜循环，防止久压引起缺血、糜烂、坏死。局部创口及时换药，保持清洁干燥，防止感染。

2．开放气道护理

（1）湿化：开放气道使鼻黏膜的湿化功能丧失，造成气道干燥，分泌物黏稠，从而导致气道损伤和梗阻，因此湿化气道是维持气道功能的重要方法。具体护理方法为：①病室内的湿度保持在60%，气管套口覆盖2～4层温湿纱布；②每日雾化吸入4～6次，每次10～20分钟；③吸痰前自套管内滴注生理盐水5～15ml，也可加入少量抗生素预防感染。

（2）及时吸痰：它是保持气道通畅的最有效的措施。具体护理方法为：①吸痰管要选择质地柔软的硅胶管，减少对气道黏膜的损伤；②吸引器的压力不可过大，每次的吸痰时间不得超过15秒；③吸痰时将吸痰管置入深处，然后边旋转边抖动上提吸痰管，操作要轻柔，吸痰的同时要监测心率、心律的变化，如有异常，暂时停止吸痰，及时处理；④吸痰前后要增加给氧浓度；⑤注意观察痰液的量、颜色、气味、黏稠度等变化。

3．并发症的观察　常见的并发症有皮下气肿、气胸、纵隔气肿、出血、急性肺水肿、肺感染、肺不张、窒息或呼吸骤停、气管食管瘘等，应密切观察，及时妥善处理。

4．拔管　病情好转可先将气囊放气，逐渐试堵内套管管口，24小时后病人活动、睡眠均无呼吸困难者，即可拔管。拔管前床旁准备气管切开包以备急用。

5．创口换药，用蝶形胶布固定。

Home care

After the patient is discharged, he or she will need help at home to manage the tracheotomy tube. Warm compresse can be used to relieve pain at the incision site. The patient is advised to keep the area dry. It is recommended that the patient wear a loose scarf over the opening when going outside. He or she should also avoid contact with water, food particles, and powdery substances that could enter the opening and cause serious breathing problems.

Patients are encouraged to go about most of their normal activities once they leave the hospital. Vigorous activity is restricted for about six weeks. If the tracheotomy is permanent, further surgery may be needed to widen the opening, which narrows with time.

四、经皮穿刺气管套管置管术的护理

经皮穿刺气管套管置管术（percutaneous tracheostomy，PT）是解除上呼吸道梗阻的急救措施之一，是医护人员必须掌握的急救技术。

（一）适应证与禁忌证

同气管切开术

（二）操作步骤

1．用物准备　手术刀、套管针、注射器、扩张器、孔巾、1% 普鲁卡因、生理盐水、带气囊的气管套管、引导钢丝、吸引器等。

2．取仰卧位，肩背垫一软枕，头颈后仰，固定于正中位。颈部消毒，戴无菌手套，铺孔巾。1% 普鲁卡因局部浸润麻醉。

3．在颈部正中第 1～2 或 2～3 软骨环处切 1.5～2cm 横切口，并分离、止血。

4．套管针连接装有生理盐水的注射器，在切口正中、针头向尾侧稍倾斜进针，当有落空感时回吸，注射器吸进气体，证实套管针已进入气管。固定外套管，退出注射器及穿刺针，插入并固定引导钢丝。

5．用扩张器扩张软组织及气管壁后，退出扩张器，改用扩张钳扩张。

6．沿引导钢丝放置气管套管后，退出钢丝。

7．给气囊注气，沿气管套管吸引气管内的分泌物和血液，以保持气道通畅。

（三）护理

参见气管切开术。

五、机械通气的护理

机械通气（mechanical ventilation）是指用人工的方法或机械装置来代替、控制或辅助病人通气，是通过呼吸机设定的压力或容量给病人通气的一种呼吸支持方法，其目的在于改善病人的通气与换气功能，纠正低氧血症和高碳酸血症。

（一）适应证

1．通气不足　最主要的表现为低氧血症和二氧化碳潴留。

2．自主呼吸功能障碍

3．胸部、心脏手术或外伤引起的呼吸功能障碍。

4．呼吸心跳骤停心肺复苏术后。

5．颅高压需要过度通气治疗。

6．其他　如病人需要使用大剂量镇静剂治疗可能出现呼吸抑制等。

Mechanical ventilation provides the force needed to deliver air to the lungs in a patient whose own ventilatory ability is diminished or lost. Mechanical ventilation may be required only at night, during limited daytime hours, or around the clock, depending on the patient's condition. Some patients require mechanical ventilation only for a short period, during recovery from traumatic nerve injury, for instance. Others require it chronically, and may increase the number of hours required over time as their disease progresses.

（二）禁忌证

1．未经引流的气胸。

2．肺气肿、肺大泡。

3．大咯血所致窒息。

4．急性心肌梗死。

5．低血容量性休克未补足血容量前。

（三）操作步骤

1．病人准备　建立人工气道。病人若清醒，应耐心解释机械通气的目的和治疗作用，消除其紧张心理。

2．正确安装呼吸机。

3．按送气、呼气的顺序连接好呼吸机管道和模拟肺。

4．根据病人情况确定呼吸模式，设置参数。

5．设定各报警限，检查气道安全阀，接通电源。

6．再次检查装置及设定参数后，开机，观察模拟肺运行情况，如运行正常，再连接至病人人工气道上。

7．观察各项参数，按照血气结果随时调整。

（四）护理

1．心理护理　认真解释呼吸机治疗的目的，取得病人的配合。用手势、眼神、表情、文字等方法和病人交流，增强病人战胜疾病的信心，消除其恐惧紧张心理。

2．加强气道的护理　通过雾化或直接滴注生理盐水加抗生素的方法湿化呼吸道，避免呼吸道干燥而引起痰液黏稠不易咳出。

3．做好生活护理　病人应使用气垫床，经常翻身变化体位，保持皮肤干燥、清洁，防止发生褥疮。昏迷的病人做好眼睛的保护，通常采用凡士林油沙覆盖眼球，防止眼球干燥及角膜溃疡。做好口腔的护理，每日用生理盐水进行口腔护理2～3次，预防口腔炎的发生。

4．病情观察　呼吸机治疗的病人须专人护理，要严密观察病人的神志、呼吸、血压、脉搏、体温等基本体征，监测血气分析。重点观察病人的呼吸状态，若有改变立即报告医生，给予妥善处理。

5．及时处理人机对抗　呼吸机与自主呼吸不协调的危害很大，可增加呼吸功、加重循环负担和低氧血症，严重时可危及病人生命。当出现呼吸机报警、病人呼吸不稳定、躁动或血气分析异常时，考虑出现人机对抗，应及时分析原因，报告医生并给予妥善处理。

Nurses are constantly present at the patient's bedside, so they are the primary healthcare professional responsible for monitoring the patient's respiratory status. They are expected to keep an eye on any equipment required by the patient, including ventilators and monitoring equipment, and to respond to monitor alarms. The nurse is also responsible for notifying the respiratory therapist when mechanical problems occur with the ventilator, and when there are new physician orders that call for changes in the settings or the alarm parameters.

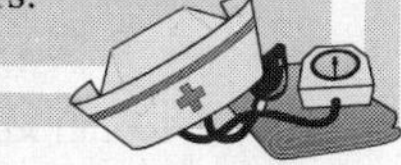

6．常见报警的护理　常见报警的原因有气压高压报警、气压低压报警、通气不足报警和吸氧浓度报警。如出现报警，应寻找原因，给予正确处理。

7．常见并发症的护理

（1）通气过度或通气不足：通气过度及时调整通气参数即可缓解。通气不足最常见的原因为呼吸道分泌物阻塞、气管痉挛、呼吸机管道漏气或呼吸机参数设置不合理等。若出现通气不足，及时查找原因，给予正确的处理。

（2）循环功能障碍：机械通气属于正压通气，阻碍了外周静脉回流，导致血压下降。护理方法为调整通气参数，补充体液或血容量，必要时应用升压药。

（3）气胸和纵隔气肿：由通气增强或压力过高引起，应予避免。若出现气胸，应及时行胸腔闭式引流。

（4）导管堵塞：多由于气道分泌物干燥结痂、导管套气囊脱落引起。病人出现呼吸困难、窒息甚至死亡。因此应加强呼吸道湿化、吸痰及套管的消毒。一旦发现气囊脱落，应立即更换导管。

（5）脱管：常发生在气管切开的病人。因系带固定不牢固或因过度咳嗽、翻身等原因导致过度牵拉而脱管。一旦出现应立即重新置管，若置管困难，可紧急气管插管。

（6）气管损伤：由于气囊压力大，压迫气管内壁引起局部黏膜缺血坏死。应注意定时气囊放气。

（7）呼吸道感染：应注意无菌操作，注意环境、器械的消毒，必要时应用抗生素。

8．呼吸机撤离的护理

（1）停用呼吸机指征：原发病得到有效控制；自主呼吸能力强；器官功能稳定；病人安静；血气分析正常。

（2）撤离方法：①直接撤机：适用于原心肺功能好，支持时间短，不耐受气管插管者；②呼吸机过渡：脱机模式常使用同步间歇指令通气（synchronized itermittent mandatary ventilation, SIMV）模式，先将呼吸机支持频率从 10～12 次 / 分逐渐减少至 2～4 次 / 分，观察数小时，如病情稳定即可停机；③间接撤机：停机后通过 T 管或直接通过气管导管给氧。

（3）监护：停机后若出现呼吸、循环功能障碍、喉头水肿痉挛、$PaO_2 \leqslant 8kPa$（60mmHg），$PaCO_2 \geqslant 6.7kPa$（50mmHg），应行二次插管机械辅助呼吸。

（李凤菊）

第三节　静脉切开术的护理

Venesection Nursing

在急救情况下，如病人周围静脉充盈不佳，静脉穿刺有困难或输液速度不能满足急救需要，为了及时建立理想的静脉通路，可行静脉切开术（venesection）。另外，静脉切开术也可用来进行一些特殊检查和治疗。

（一）适应证

1．急性大出血、休克、严重脱水时导致周围循环衰竭，急需建立静脉通路，而静脉穿刺（venipuncture）有困难者。

2．需要较长时间输液或输血而静脉穿刺有困难者，如四肢远端多处烧伤、感染者。

3．病人昏迷、谵妄、烦躁，静脉穿刺针头不宜固定者。

4．进行一些特殊检查和治疗，如：中心静脉压（CVP）测定、完全胃肠外营养（TPN）。

（二）禁忌证

1．有严重出血倾向或凝血功能障碍者。

2．切开部位有感染者。

3．切开静脉有损伤或四肢有骨折者。

（三）操作方法

1．切开部位的选择　静脉切开的部位可选择大隐静脉，亦可选择前臂的静脉。一般输血、输液首选内踝部的大隐静脉切开；中心静脉压的测定可选用肘部贵要静脉、正中静脉或腹股沟处的大隐静脉；静脉导管检查可选用贵要静脉。

2．操作步骤　以踝部大隐静脉切开为例。

（1）病人取仰卧位，术侧下肢外旋，使手术部位充分显露。

（2）常规消毒皮肤、铺无菌巾、戴无菌手套。切口处（内踝上方 3～5cm）用 1% 普鲁卡因（procaine）或利多卡因（lidocaine）作局部浸润麻醉。

（3）在内踝上方 3～5cm 的大隐静脉处作一平行或垂直切口，以横切口为佳（图 7-6），切口长度为 1.5～2cm。

（4）用小弯止血钳钝性分离皮下脂肪，显露大隐静脉 2cm。

（5）挑起静脉，用 1 号丝线两根绕静脉。一根结扎静脉远端，其线头留作牵引用；另一根在静脉近端打一松的单结。

（6）在二丝线之间用小剪刀将静脉壁剪一斜行小口（图 7-7），用纱布拭去溢出的血液，将接有液体并已经排尽空气的硅胶管插入静脉腔内 5～10cm。

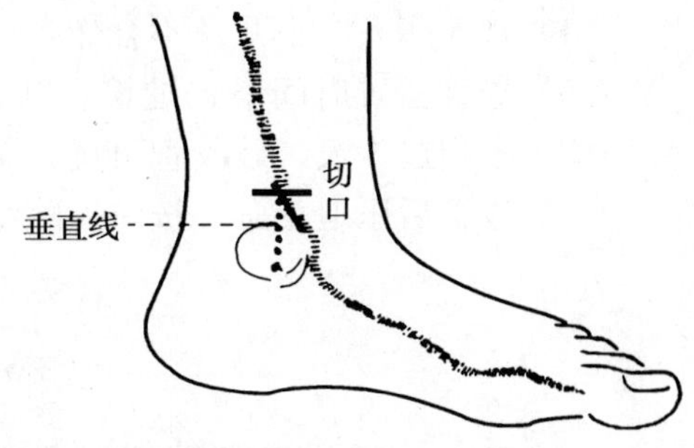

图 7-6 内踝部切口示意图

（7）观察液体输入情况，若输液通畅，将近端丝线结扎。

（8）剪除结扎线头，全层缝合切口，硅胶管从切口穿出，并与皮肤缝线作结扎固定（图 7-8）。

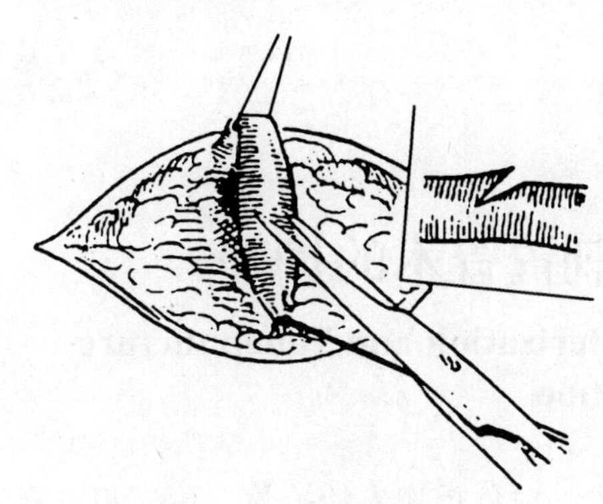

图 7-7 剪开静脉壁

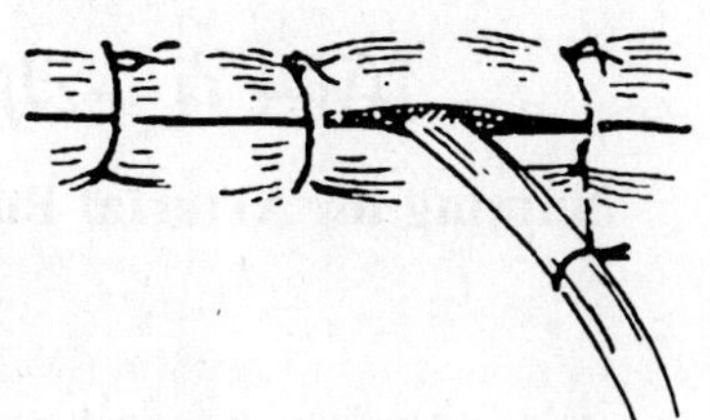

图 7-8 硅胶管与皮肤缝线固定

（四）护理

1．术前准备

（1）病人准备：①心理护理：向病人说明要进行手术的目的、必要性，缓解其紧张心理，取得病人配合；②检查病人的出、凝血时间；③常规备皮；④行普鲁卡因过敏试验。

（2）用物准备：静脉切开手术包（5ml 注射器及针头、眼科剪、手术刀柄及配套刀片、直和弯止血钳多把、硅胶管、1 号和 4 号丝线、皮针、持针钳、线剪、镊子、纱布、方巾、孔巾）一个、无菌手套、胶布、输液装置、1% 普鲁卡因或利多卡因。

2．术后护理

（1）观察输液滴速，记录输液量：如输液缓慢应及时处理。常见原因及处理：①导管楔形面与血管壁相贴，可轻轻旋转导管；②静脉壁痉挛，可用 2% 利多卡因 2ml 缓慢注入；③管内栓塞，应及时拔管。

（2）保持管道通畅：输液应连续，给静脉高营养液应与等渗液交替进行，以防堵塞管道和发生感染。

（3）防止感染：保持插管周围清洁干燥，按时对切开处进行换药并注意严格无菌操作。

观察病人的体温变化，若发现局部有红、肿、疼痛且伴体温升高，应及时拔管并抬高患肢。另外要送细菌培养。

（4）昏迷病人、小儿及不合作者应注意固定。

（5）导管留置时间不宜过长，以免并发静脉炎（phlebitis）或血栓（thrombus）。一般导管留置不超过 5 天，硅胶管可延长至 10 天左右。

（6）拔管后压迫止血，按时拆除缝线。

Postoperative Care

- Take the client's vital signs.
- Assess the amount of intravenous fluids and flow rate. Monitor the client's fluid intake and output.
- Fix the catheter in a proper way, the peripheral part of the catheter must be fixed appropriately.
- Avoiding the infection: (1) Carry out the aseptic technique strictly. (2) Keep the dressing of incision part clean and dry, and change the dressing in time.
- Pay attention to the changing of client's body temperature. Observe the signs of inflammation and infection such as phlebitis during dressing change.

第四节 动、静脉穿刺置管术的护理

Nursing for Arterial Puncture Catheterization and Venepuncture Catheterization

动、静脉穿刺置管术，是临床常用的操作技术，对危重病人的抢救、治疗和监测起着非常重要的作用。因此，为了更好地配合抢救，护理人员应熟练协助进行动、静脉穿刺置管术，做好术前、术后的护理。

一、经外周静脉中心静脉导管置管术护理

经外周静脉中心静脉导管置管术（peripherally inserted central catheter，PICC）是由外周静脉（贵要静脉、肘正中静脉、头静脉）穿刺插管，将其尖端定位于上腔静脉。PICC 具有安全、方便、保存时间长（可达一年以上），可避免病人被频繁穿刺的痛苦及防止化学性静脉炎

PICC which has many advantages, such as safety, convenience, long storage and so on, can avoid the pain of frequent injection and chemical inflammation of vein. In recent years, PICC has been widely used in injection, TPN, chemotherapy and monitor of patients in some large-scale hospitals of China.

PICCs are usually inserted by radiologists,physican assistants, radiologist assistants, or certified registered nurses using ultrasound, chest radiography and fluoroscopy to aid in therir insertion and to confirm placement.

发生等优点。近年来，PICC 逐渐在国内大医院开展使用，广泛用于重症病人的输液、全胃肠外营养（TPN）、化疗。

（一）适应证

1．输液疗程大于 2 周的长期输液病人。

2．进行全胃肠外营养疗法。

3．反复输注有毒性、刺激性的药物（如化疗药）。

4．反复输入血制品（如血浆、血小板）

5．缺乏外周静脉通路的病人。

（二）禁忌证

1．穿刺部位血管条件差、有感染、外伤。

2．血小板明显减少及凝血机制障碍者。

（三）操作步骤

1．病人取平卧位，穿刺侧上肢靠近床边。

2．选择合适的静脉，一般首选贵要静脉。

3．打开 PICC 导管包外包装，测量静脉长度。方法：病人手臂外展呈 90° 角，从穿刺点（肘窝下 2 指处）沿静脉走向到同侧胸锁关节再向下至第 3 肋间隙。

4．穿刺部位常规消毒，扎止血带于病人腋下，铺无菌孔巾。

5．冲洗并检查导管及套管针是否完好。

6．术者戴无菌手套，持套管针行静脉穿刺，穿刺针的斜面应朝下，见回血后低角度略向前进，确定套管尖端进入血管后松开止血带，然后左手固定外套管，右手退出针芯（图 7-9）。

7．用镊子夹住导管经套管送入（图 7-10）。须注意夹管应轻，以防损伤导管，导管进入 10～15cm 时退出（图 7-11）并撕开外套管（图 7-12）。

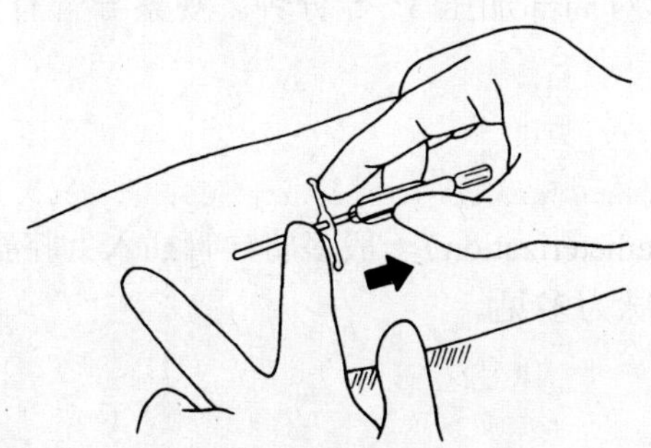

图 7-9 穿刺成功退出针芯

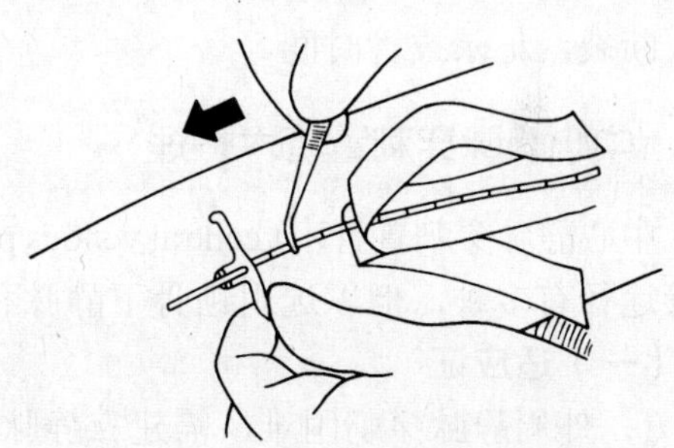

图 7-10 用镊子送入导管

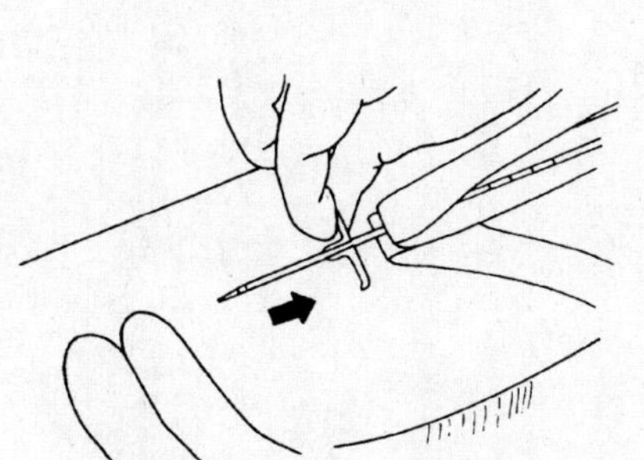

图 7-11 退出穿刺针外套管

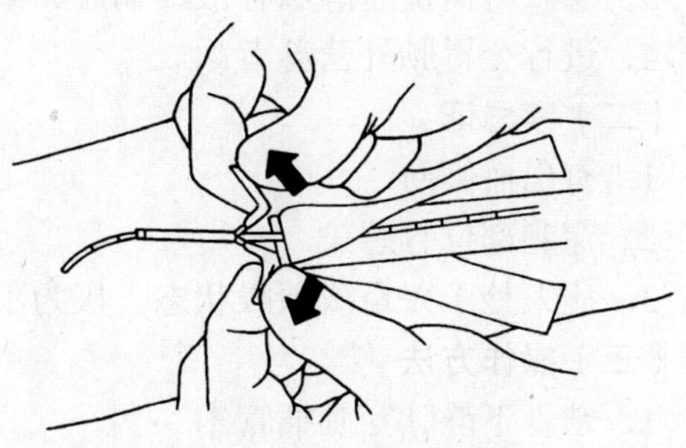

图 7-12 撕开外套管

8．插入导管至右肩处，嘱病人头部转向穿刺侧，以免导管误入颈静脉。继续插导管直至预定的位置，拔出导丝并适当固定导管（图 7-13）。

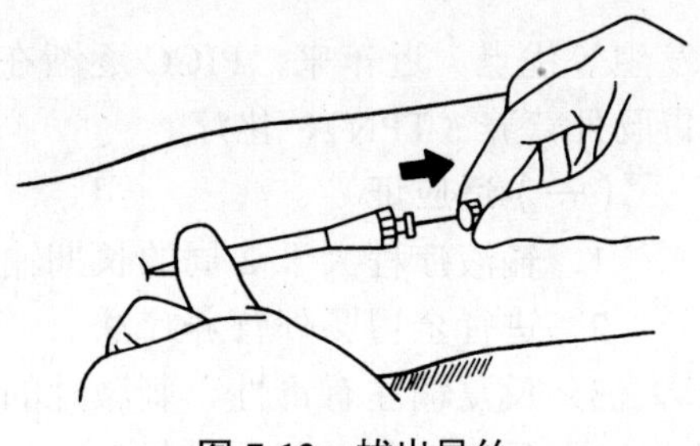

图 7-13　拔出导丝

（四）护理

1．术前准备

（1）病人准备：①心理护理：向病人说明要进行手术的目的、必要性、手术过程、留置导管的时间等，缓解其紧张心理，取得病人配合；②检查病人的出、凝血时间；③常规备皮。

（2）用物准备：PICC 导管包（有导丝的导管、可撕裂的套管针、剪刀、镊子、纱布、10ml 注射器两个、透明薄膜敷贴、方巾、孔巾等）一个、消毒液、棉棒、生理盐水、肝素（heparinate）注射液、手套两副、止血带、皮尺。

2．术后护理

（1）术后常规胸透，了解导管末端的位置。

（2）观察局部有无皮下血肿和渗液，发现异常及时处理。

（3）保持管道通畅，随时观察输液滴速，输入静脉高营养液完毕须用等渗液冲洗，以防管道堵塞。输液完毕用 1% 肝素封管，因小规格注射器封管可产生较大压力，如遇到导管阻塞可致导管破裂，故应限用 5ml、10ml 注射器封管。

（4）防止感染：①保持插管周围清洁干燥，按时对穿刺处进行换药。一般置管后 24 小时换药一次，以后每周更换 2～3 次。②观察病人体温有无升高及局部有无红、肿、疼痛。

（5）用透明敷贴妥善固定穿刺处。应告知病人翻身时防止管道扭曲、折断或滑脱。

（6）拔管时应缓慢，防止损伤血管，拔出后对局部加压 3～5 分钟。观察导管有无损伤、断裂，记录拔管时间。

二、中心静脉穿刺置管术护理

中心静脉穿刺置管术（central venous puncture catheterization）一般多将导管插入上腔静脉，插管途径有多种，但以选用锁骨下静脉和颈内静脉为多见。

（一）适应证

1．外周静脉穿刺困难，需建立静脉通路者。

2．需要进行中心静脉压或肺毛细血管楔入压监测者。

3．急救时需快速静脉补液、输血、给药者。

4．进行全胃肠外营养者。

（二）禁忌证

1．有出血倾向。

2．穿刺部位有感染。

3．病人处于兴奋或烦躁状态，极为不合作。

（三）操作方法

1．锁骨下静脉穿刺插管术

（1）穿刺路径：临床常选右侧插管，可经锁骨上或锁骨下两种进路穿刺。①锁骨上进路：找出胸锁乳突肌外缘与锁骨上缘所形成夹角的平分线，在该平分线上距顶点 0.5～1cm 处进针，针头指向胸锁关节（图 7-14）；②锁骨下进路：取锁骨中、内 1/3 交界处，锁骨下方约 1cm 为穿刺点，针尖刺入皮肤后就直对胸骨切迹或甲状软骨下缘，紧靠锁骨后面（图 7-15）。

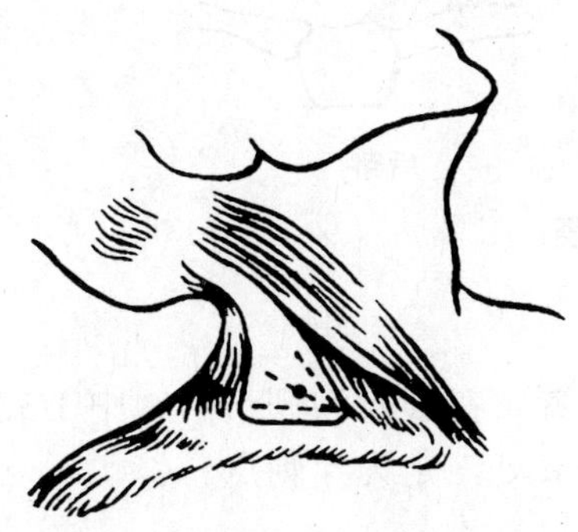

图 7-14 经锁骨上进路静脉穿刺点

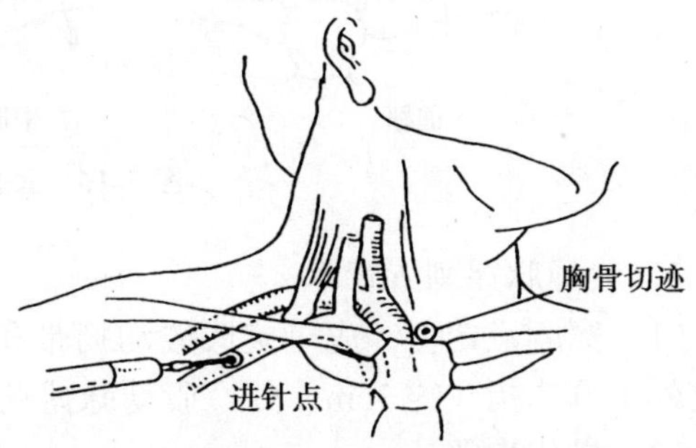

图 7-15 经锁骨下进路静脉穿刺进针方法

（2）操作步骤：

1）病人取去枕平卧位，头转向对侧（一般穿右侧），两肩胛骨之间垫一薄枕，显露胸锁乳突肌外形，定位穿刺点并用甲紫标记。

2）常规消毒皮肤，铺孔巾。

3）检查中心静脉导管是否完好，用生理盐水冲洗，排气后备用。

4）行局部浸润麻醉。

5）术者右手执配注射器（装有生理盐水）的 18 号穿刺针，按上述穿刺部位及进针方向进行穿刺。

6）回抽有回血后，左手固定穿刺针，右手取下注射器，将导引钢丝经穿刺针插入，拔出穿刺针。

7）从导引钢丝尾端插入扩张管进行扩张后，经导引钢丝将准备好的静脉导管导入锁骨下静脉，导管插入深度为 15cm。取出导引钢丝。缝合 2 针固定导管，以无菌纱布覆盖穿刺处并用胶布固定。

2．颈内静脉穿刺置管术

（1）穿刺点定位：一般穿刺右侧颈内静脉。按照穿刺点与胸锁乳突肌的关系分为三种进路。①前路：在胸锁乳突肌前缘中点。进针时，术者用左手食、中指向内推开颈总动脉后进针，针尖指向同侧乳头，针身与皮肤呈 30°～50°角。②中路：在胸锁乳突肌三角顶端处（距锁骨上缘约 2～3 横指）进针，针身与皮肤呈 30°角，与中线平行，指向尾端。③后路：在胸锁乳突肌外缘中、下 1/3 交界处进针，针身水平位，在胸锁乳突肌深部向胸骨柄上窝方向进针。针尖勿向内侧过深刺入，以防伤及颈总动脉（图 7-16）。

（2）操作步骤：

1）病人平卧，头低 20°～30°或肩下垫一枕显露颈部头转向对侧。

2）消毒、铺孔巾及麻醉同锁骨下静脉穿刺插管术。

3）确定穿刺点，按上述相应进路穿刺，边进针边回抽注射器，见有明显的静脉回血表示进入颈内静脉。

4）置管同锁骨下静脉穿刺置管。

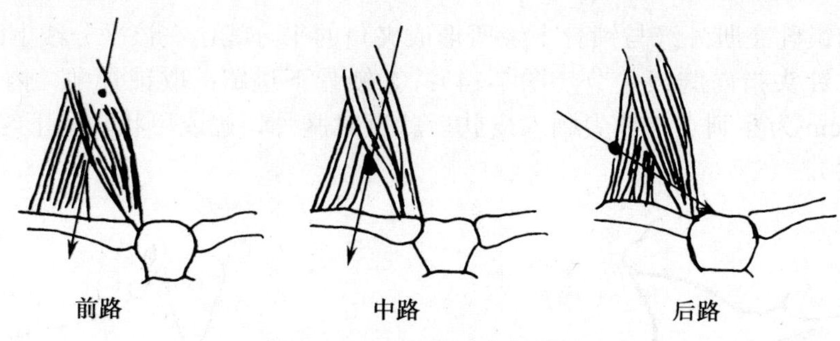

图 7-16　颈内静脉穿刺路径

3．股静脉穿刺置管术

（1）穿刺点定位：先确定腹股沟韧带和股动脉的位置。在腹股沟韧带内、中 1/3 的交界处外下方二指（约 3cm）处，股动脉搏动点内侧约 1cm 处，定为穿刺点。

（2）操作步骤：

1）病人取仰卧位，穿刺侧的大腿放平，稍外旋、外展。

2）消毒、铺孔巾、麻醉等参考锁骨下静脉穿刺插管术。

3）按上述穿刺点进针，穿刺针向上呈 45° 角斜刺或垂直穿刺，边进针边抽吸，如抽得血液表示已刺入股静脉内。

4）置管同锁骨下静脉穿刺插管。

（四）护理

1．术前准备

1）用物准备：清洁盘、常规消毒用物、无菌纱布、胶布、深静脉穿刺包、中心静脉导管、穿刺套管针、生理盐水、5ml 注射器及针头、1% 普鲁卡因或利多卡因。

2）病人准备：①心理护理：向病人说明要进行的手术，解释其意义，了解病人的心理状态并缓解其紧张心理；②常规备皮；③如用普鲁卡因麻醉，应做过敏试验。

2．术后护理

1）加强巡视：及时发现气胸、血胸等并发症并立即报告。注意局部有无皮下血肿、渗液及红肿。

2）妥善固定导管：除缝线固定外，导管外露部分应用胶布予以适当固定，并告知病人翻身时防止管道扭曲、折断或滑脱。

3）保持管道通畅：输液完毕时用肝素稀释液封管，输入静脉营养完毕后用等渗液冲洗、封管，以防管道堵塞。

4）防止感染：①保持插管周围清洁干燥，按时对穿刺处进行换药；②连接输液管时严格无菌操作；③观察病人的体温变化，发现局部有红、肿等

Insert Site Care

Dressing used to covering the insertion site has two kinds: gauze and transparent dressings. The purposes of site dressing are: to minimize the risk of infection and to secure the catheter. Gauze is effective for absorbing moisture and protecting the insertion site. It has been recommended that gauze dressing changes are made every 48 to 72 hours on critical clients.

The site is carefully observed for signs of inflammation and infection such as phlebitis during dressing. If infection is suspected during dressing change, a culture specimen of the site and drainage should be sent for analysis, and should notify the physician immediately.

感染征象后及时处理。

5）防止血栓：当导管内已发生凝血时，应先用注射器抽出凝血块，再行输液或用药，切忌将凝血块推入血管。

6）防止空气栓塞（aeroembolism）：连接导管时，如接头处无自动封闭装置，应先夹住导管。观察输液时，输液瓶绝对不能输空，防止发生空气栓塞。

7）拔管：导管一般可留置3～5天。遵医嘱拔管后，立即对局部加压3～5分钟。

三、动脉穿刺置管术护理

动脉穿刺置管术（arterial puncture catheterization）是危重症病人监护中的一项重要技术，用来监测动态血压、采集动脉血进行血气分析等。另外，动脉穿刺置管术也用于某些特殊检查、治疗。

（一）适应证

1．重度休克病人需经动脉输液、输血，以提高冠状动脉灌注量及增加有效血容量。

2．危重及大手术后病人需直接作动脉血压监测。

3．需动脉采血检验，如血气分析。

4．施行某些特殊检查，如左心室造影、主动脉造影等。

5．注射抗肿瘤药物，进行区域性化疗。

（二）禁忌证

1．病人有出血倾向。

2．穿刺局部有感染。

3．动脉侧支循环差。

（三）操作方法

1．穿刺路径　有桡动脉、肱动脉、股动脉三条路径，以左手桡动脉为首选。①桡动脉穿刺点：嘱病人将腕部伸直且掌心向上，手自然放松，穿刺点位于手腕横纹上1～2cm动脉搏动处（图7-17）；②肱动脉穿刺点：嘱病人将上肢伸直并稍外展，穿刺点位于肘横纹上方的动脉搏动处；③股动脉穿刺点：嘱病人仰卧，下肢伸直并稍外展，穿刺点位于腹股沟韧带中点下方1～2cm动脉搏动处。

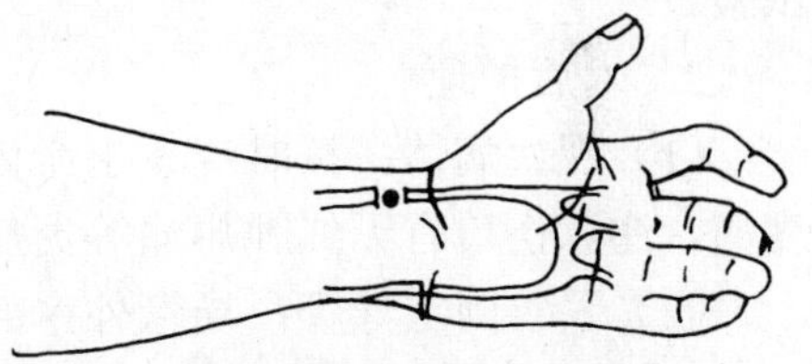

图7-17　桡动脉穿刺点

2．操作步骤　以有桡动脉和股动脉穿刺置管术为例。

（1）桡动脉穿刺置管术：①病人仰卧，手臂外展，用纱布卷垫于手腕背后，使手腕背屈并固定于托板上。②确定穿刺点后常规消毒、铺巾，用1%普鲁卡因或利多卡因行局部浸润麻醉。③用粗针头在穿刺点穿透皮肤作一引针孔，用带有注射器的套管针从引针孔进针，针头与皮肤呈30°角，见回血后继续将套管送入桡动脉，使之深入动脉以免脱出，拔出针芯。④立即将套管与其他装置相连。⑤妥善固定导管。穿刺点旁缝合固定导管，无菌纱布覆盖穿刺处并用胶布固定。

（2）股动脉穿刺置管术：①病人取平卧位，下肢伸直并稍外展。②穿刺点位于腹股沟韧带中点下方1～2cm动脉搏动处。③常规皮肤消毒、铺无菌巾、戴无菌手套。用1%普鲁卡因或利多卡因作局部浸润麻醉。④术者用左手食指与中指触摸股动脉，右手执18号简化的Seldinger针与皮肤呈45°角逆血流方向穿刺，如感觉阻力突然消失，拔出针芯，即有血液喷出，表明针尖已进入股动脉。⑤将穿刺针的角度压小，送导丝入股动脉，拔出穿刺针（图 7-18）。⑥沿导丝送导管入股动脉（必要时在 X 线透视下送到相应位置），撤出导丝。⑦穿刺点旁缝合固定导管，尾端与相应装置（如传感器等）相连。以无菌纱布覆盖穿刺处并用胶布固定。

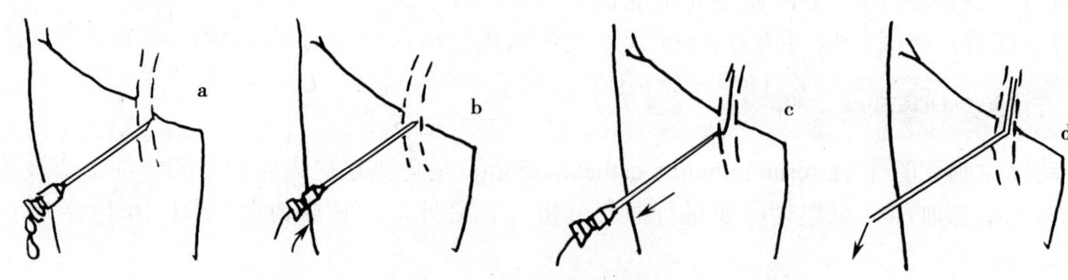

图 7-18　股动脉穿刺插管方法

注：a．穿刺针进入股动脉；b．导引钢丝插入穿刺针内；
c．退出穿刺针；d．插入塑料套管，退出钢丝

（四）护理

1．术前准备

（1）用物准备：清洁盘、常规消毒用物、无菌手套、无菌纱布、胶布、动脉穿刺套管针（根据病人血管粗细选择）、导丝、无菌三通开关配相应导管及装置、生理盐水、肝素注射液、5ml 注射器及针头、1% 普鲁卡因或利多卡因。

（2）病人准备：①心理护理：向病人说明动脉穿刺置管的意义，了解病人的心理状态，有针对性采取措施缓解其紧张心理；②术前常规备皮；③如用普鲁卡因麻醉，应做过敏试验。

2．术后护理

（1）观察病情：按时观察生命体征，局部应观察肢体的颜色、温度、感觉及有无肿胀疼痛。注意伤口有无红肿热痛等炎症反应。

（2）妥善固定导管：导管外露部分应予以适当固定，并告知病人防止导管扭曲、压迫或脱出。

（3）保持管道通畅：每次经测压管抽出动脉血后，均应用稀释肝素液冲洗，以防凝血堵塞。

（4）防止感染：①保持插管周围清洁干燥，按时对穿刺处进行换药；②连接输液管时严格无菌操作；③观察病人的体温变化，发现局部有红肿等感染征象后及时处理。

（5）防止血栓：当导管内已发生凝血时，应用注射器抽出凝血块，切忌将凝血块推入血管而发生动脉血栓。

（6）肢体护理：加强置管肢体的护理，帮助病人按摩肢体肌肉，活动关节，以促进血液循环，防止血栓形成。

（7）拔管：置管时间一般不超过 72 小时，时间过长易发生血栓和感染，遵医嘱拔管后，立即对局部加压 10 分钟止血。

（嵇焕成）

第五节　创伤急救技术

Trauma Emergency Techniques

发生创伤（trauma）时，急救人员要立即了解受伤经过，同时观察生命体征，对伤情做出正确判断。首先抢救生命，及时止血、包扎、固定，然后迅速稳妥搬运。

一、止血

出血（hemorrhage）是创伤的常见并发症。当失血量达到总血量的20%时，将出现头晕、胸闷、血压下降、出冷汗等症状。如果失血量达到总血量的30%以上时，将会出现生命危险。因此，及时准确地判断出血部位，进行有效彻底止血（hemostasis），往往可以挽救病人生命。

（一）出血分类

1．根据出血部位分类

（1）内出血（internal hemorrhage）：指各种内脏器官出血。血液流向体内或经过孔道流向体外如消化道、呼吸道等，因此只能根据临床表现和体征来判断出血性质及出血量。

（2）外出血（external hemorrhage）：血液直接经伤口流出，容易观察。

2．根据出血的性质分类

（1）动脉出血（arterial hemorrhage）：血液呈喷射状流出，失血速度快，失血量大，且受心搏速度的影响较大，血液颜色鲜红。

（2）静脉出血（venous hemorrhage）：血液自伤口涌出或缓慢流出，与同等大小动脉血管相比，失血速度慢，失血量少，血液颜色暗红色。

（3）毛细血管出血（capillary hemorrhage）：整个创面呈现点状渗血，出血量较少，危险性小，往往采用压迫止血的方法止血，也可自愈。

（二）止血方法

1．加压包扎止血法　是最常用的止血方法。适用于小动脉、毛细血管和一般静脉出血。用无菌纱布垫、急救包，在紧急情况下，也可用清洁的毛巾、布料等物品覆盖伤口，再用绷带、三角巾，多头带甚至布条等作加压包扎，松紧要适宜，达到止血目的即可（图7-19）。

2．屈肢加垫止血法　适用于无骨折、关节损伤情况下的肘、膝关节远端部位的出血。用布垫或纱布卷等放于肘窝、腘窝，然后用力屈曲关节，并用绷带或三角巾等缚紧固定（图7-20），这样可以控制关节远端的出血。该法可能压迫神经血管，且不宜搬动病人，病人较痛苦，通常不采用。

A new hemostatic method that uses a metal shield for treating accidentally injured major cerebral arteries has been devised. The metal shield is made of stainless steel, and has a small plate on its outer surface that allows it to be held in a regular aneurysm clip holder. Three different sizes of shield are available. The metal shield is applied to an injured artery with oxidized cellulose and Biobond and held for a few minutes. Bleeding stops instantaneously. This is a simple and effective hemostatic method for an injured artery of small size.

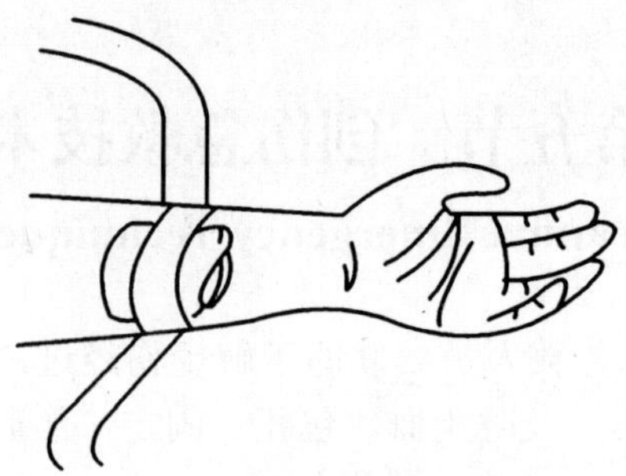

图 7-19　加压包扎止血法

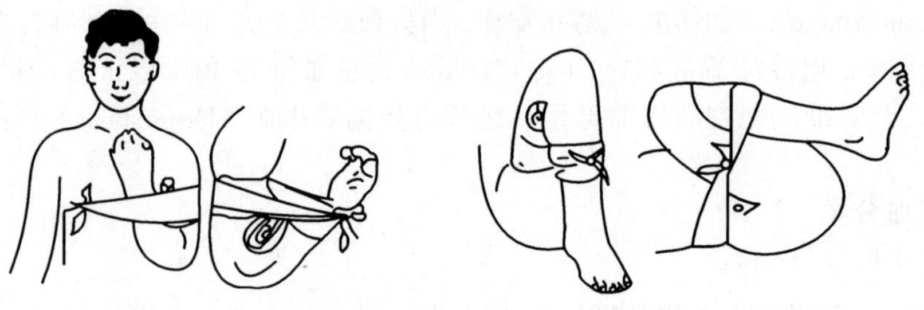

图 7-20　屈肢加垫止血法

3．填塞止血法　适用于伤口较深或者大腿根部、腋窝、肩部等处难以用一般加压包扎的较大出血。用无菌敷料，紧急下也可用清洁布料填塞于伤口内，然后用绷带或三角巾加压包扎。该法在清创取出敷料时有再次出血的可能。

4．指压止血法　是一种临时止血方法，指压的同时必须做好进一步处理的准备。适用于头、面、颈部及四肢的动脉出血。根据动脉的分布情况，用手指、掌、拳将出血血管的近端用力压在其深面的骨骼上，阻断血液流通，达到临时止血的目的。

（1）头顶部出血：压迫颞动脉。取同侧耳前方，压向下颌关节上方（图 7-21）。

（2）颜面部出血：压迫面动脉。拇指压向同侧下颌角处（图 7-21）。

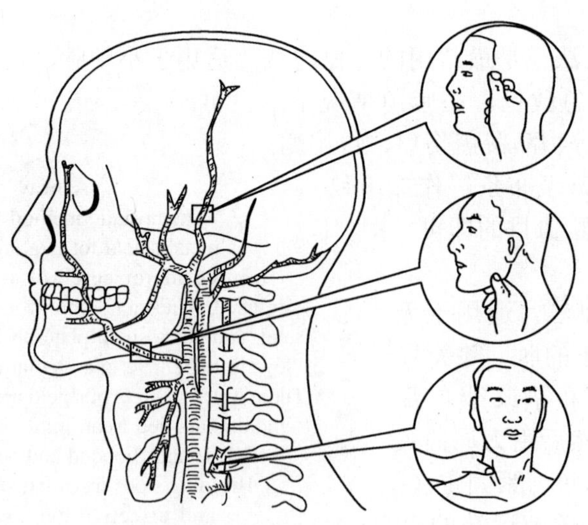

图 7-21　头顶部出血常用压迫止血部位

（3）头颈部出血：压迫颈动脉。取同侧颈根部、气管外侧与胸锁乳突肌前缘中点间，压向第 5 颈椎横突处（图 7-21）。切忌不可同时压迫双侧，否则将引起脑缺血。

（4）头后部出血：压迫枕动脉。取同侧耳后乳突下方，压向乳突（图 7-22）。

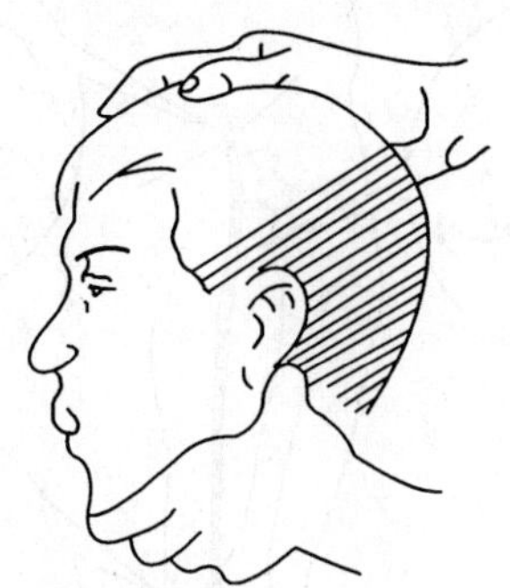

图 7-22　枕动脉指压止血部位

（5）肩部、腋部出血：压迫锁骨下动脉。取同侧锁骨上窝中点，压向第 1 肋骨（图 7-23）。

（6）上臂出血：压迫腋动脉。外展上肢 90°，取同侧腋窝中点压向肱骨头（图 7-23）。

（7）前臂出血：压迫肱动脉。取肱二头肌内侧沟中部压向肱骨干（图 7-23）。

（8）手部出血：压迫桡、尺动脉。取腕横纹稍上方，分别压向桡骨和尺骨（图 7-23）。

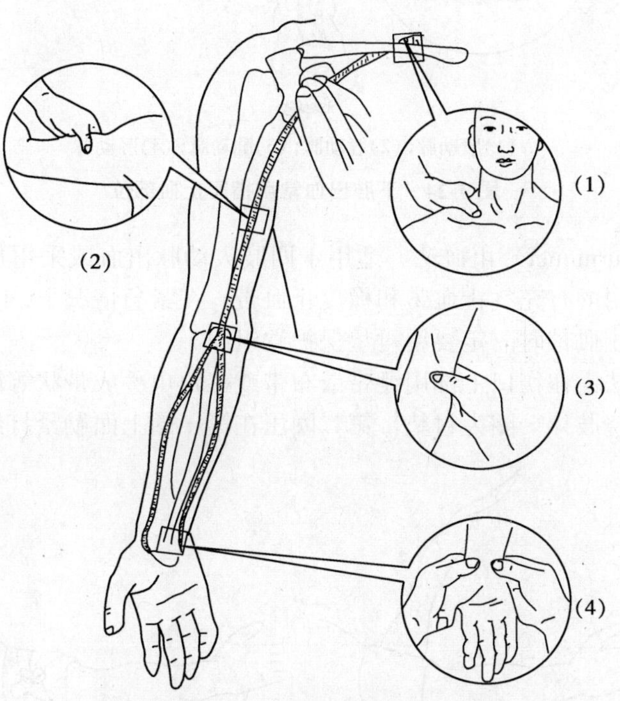

(1)锁骨下动脉；(2)腋动脉；(3)肱动脉；(4)桡、尺动脉

图 7-23　上肢出血常用指压止血部位

（9）大腿出血：压迫股动脉。取大腿中部腹股沟中点稍下方，用拳头或双手拇指重叠压向耻骨上支（图 7-24）。

（10）小腿出血：压迫腘动脉。取腘窝中部向下按压（图 7-24）。

（11）足部出血：压迫胫前、胫后动脉。取足背中部近脚踝处（胫前动脉）和足跟与内踝之间（胫后动脉）向下按压（图 7-24）。

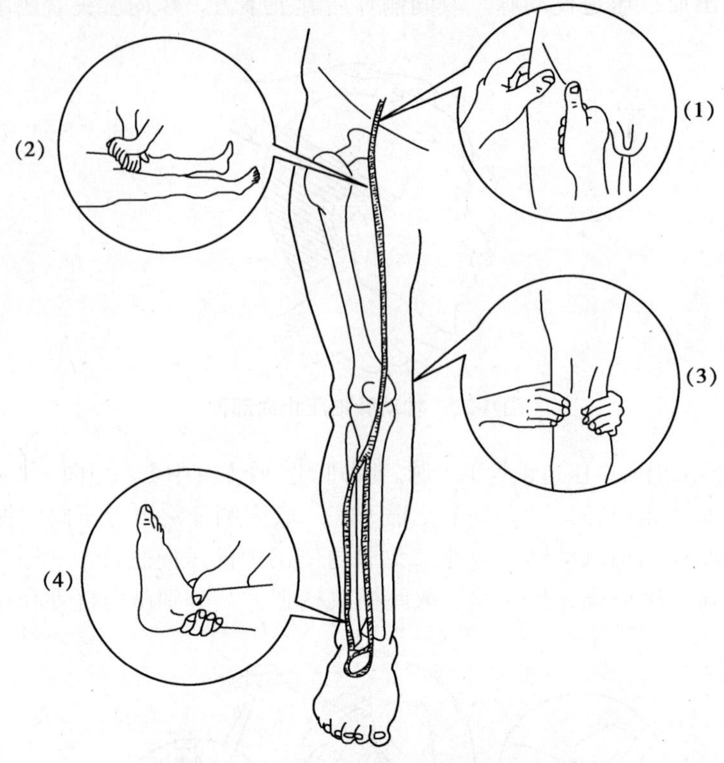

(1)股动脉；(2)股动脉；(3)腘动脉；(4)胫动脉

图 7-24　下肢出血常用指压止血部位

5．止血带（tourniquet）止血法　适用于四肢大动脉出血或采用加压包扎后不能有效控制的大出血。常用的有充气止血带和橡皮止血带。在紧急情况下，也可用绷带、三角巾、布带等代替。使用止血带时一定要用衬垫保护软组织。

（1）勒紧止血法：在伤口上部用绷带或布带或三角巾叠成带状等勒紧止血。方法是将叠成带状的三角巾绕肢体一圈为衬垫，第二圈压在第一圈上面勒紧打结（图 7-25）。

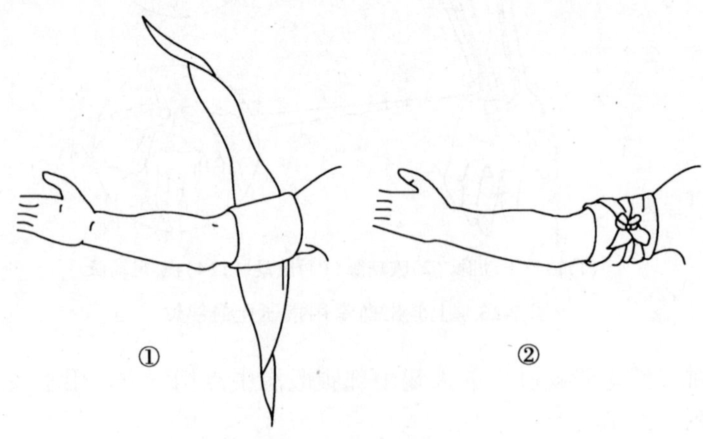

图 7-25　勒紧止血法

（2）绞紧止血法：把三角巾叠成带状，覆盖在伤口上方绕肢体一圈，两端向前拉紧打一活结，并在一头留出一个小套，取小木棍、笔杆或筷子等做绞棒，插在带圈内，提起绞棒绞紧直至出血停止，再将木棍一头插进活结小套内，拉紧小套固定（图 7-26）。

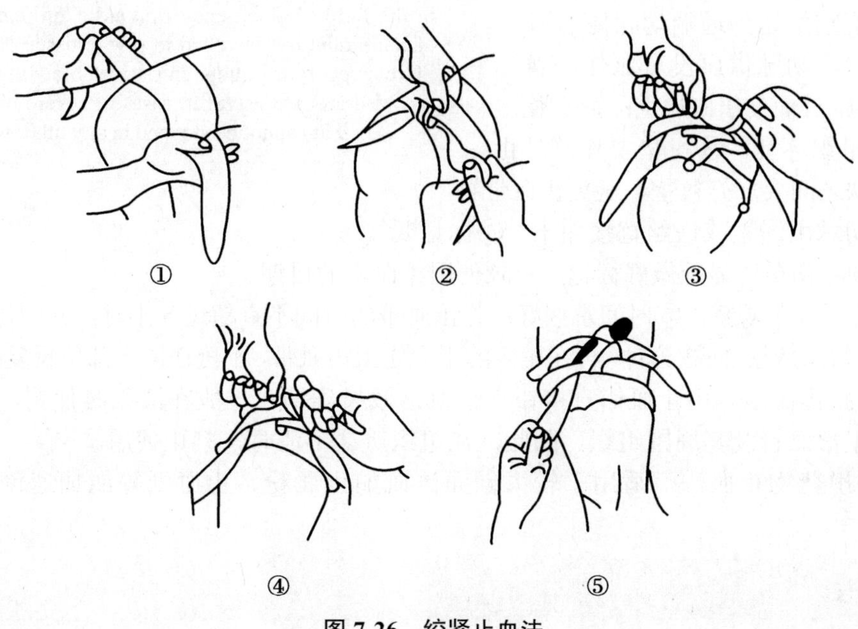

图 7-26　绞紧止血法

（3）橡皮止血带止血法：将布料、毛巾、棉花等软织物衬垫于止血部位皮肤上。扎止血带时，左手手背紧贴止血部位，掌心向上，用拇指、食指、中指持止血带的头端，留出长约 10cm 的一段，右手将尾端绕肢体一圈后压住头端，再绕肢体一圈，然后用左手食指、中指夹住尾端后从止血带下拉出，使成为一个活结，如需放松止血带，只需拉出尾端（图 7-27）。

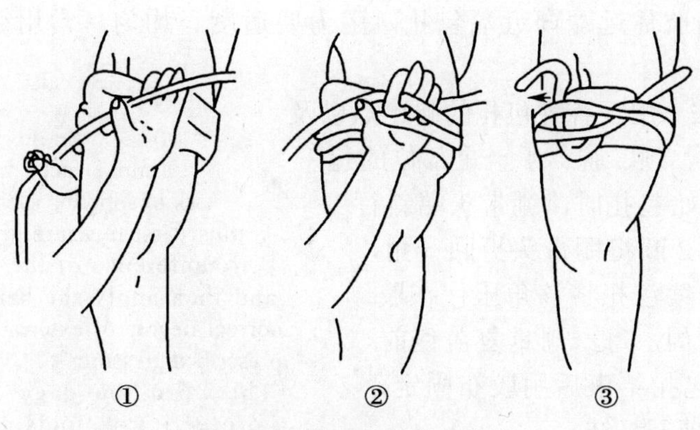

图 7-27　橡皮止血带止血法

（4）充气止血带止血法：充气止血带是根据血压计的原理设计的。将气囊置于已包扎的伤口上，或靠近伤口的近端主要血管处，充气后起到止血作用。

（5）注意事项：①部位要准确：止血带要扎在伤口的近心端，尽量靠近伤口。上肢扎在上臂的上1/3处，手指扎在指根部，下肢扎在大腿的中上段。前臂和小腿不宜扎止血带，因其动脉常走行于两骨之间，所以止血效果差。②压力要适度：止血带的松紧度刚好达到远端动脉搏动消失。如过松，动脉供血没有压住，静脉回流受阻，反而使出血加重；如过紧，容易发生组织坏死。③衬垫要加好：止血带与皮肤之间要加好衬垫，避免止血带勒伤皮肤。切忌用绳索或铁丝直接加压。④标记要明显：必须在伤员明显处做好标记，记录使用止血带的日期、时间和部位，便于观察。⑤时间掌握好：扎止血带的时间不宜超过5小时，并应每隔1小时放松一次，每次放松2～3分钟，再在稍高的平面扎上止血带，不可在同一部位反复扎止血带。

Tourniquets are tight bands used to control bleeding by completely stopping the blood flow to the wound. Tourniquets have a bad rap in the field of emergency first aid. Complications of tourniquet use have led to severe tissue damage. However, tourniquets can arrest bleeding quite well and are useful in cases of severe bleeding that cannot be stopped in any other way.

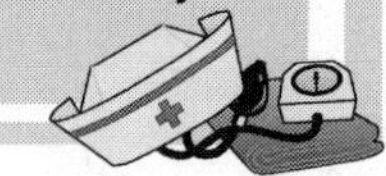

6．结扎止血法　用止血钳直接钳夹止血，效果确切。一般在清创时使用，但应注意避免损伤正常血管及其周围组织。因此，在组织辨认不清时，禁止使用。

7．外用药物止血法　适用于较大创面渗血如止血粉、止血纸等能加速创面血栓的形成。

二、包扎

包扎（bandaging）是急救常用技术之一，它有保护伤口、避免再次污染、防止再次损伤、帮助止血、固定敷料以及减轻疼痛等作用。常用的包扎物品有绷带、三角巾、多头带等。

（一）绷带包扎法

绷带包扎是包扎技术的基础，用于制动、固定敷料和夹板以及加压止血等作用。常用的绷带有棉布、纱布、弹力绷带和石膏绷带等多种类型。各种绷带宽窄不一，3cm宽的用于手指的包扎，5cm宽的用于头、手、足和前臂的包扎，7cm宽的用于上臂、肩和腿的包扎，10～15cm宽的用于胸、乳房、腹、腹股沟等部位的包扎。根据包扎的部位加以选择。由肢体远端向近端包扎，用力要适度、均匀。常用绷带包扎法有以下几种：

1．环形包扎法　用于各种包扎的起止点以及粗细相等部位如额、颈、腕、手、足部位的包扎固定。方法：开始包扎时，绷带头端斜行放置环绕1圈，第2圈将绷带头折回一角，然后环形缠绕，继续包扎将该角压住在肢体某一部位环绕数周，每一周重复盖住前一周（图7-28）。包扎结束后用胶布固定，或将绷带末端中间剪开打结。

2．蛇形包扎法　用于需要快速包扎时或夹板固定或简单临时固定（图7-29）。方法：先环形缠绕数周，然后以绷带宽度为间隔，斜行向上，各周互不遮盖。

In use, a nurse faced with the task of applying such a bandage must first measure or estimate the circumference of the patient's limb and then apply the bandage with the correct degree of extension to achieve the prescribed pressure.
The word "bandage" bring to mind protecting wounds and injuries. In contrast, wrapping describes a treatment modality that is an active part of the treatment of lymphedema.

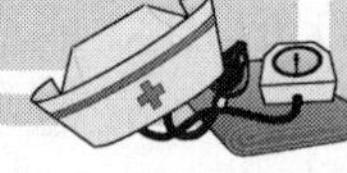

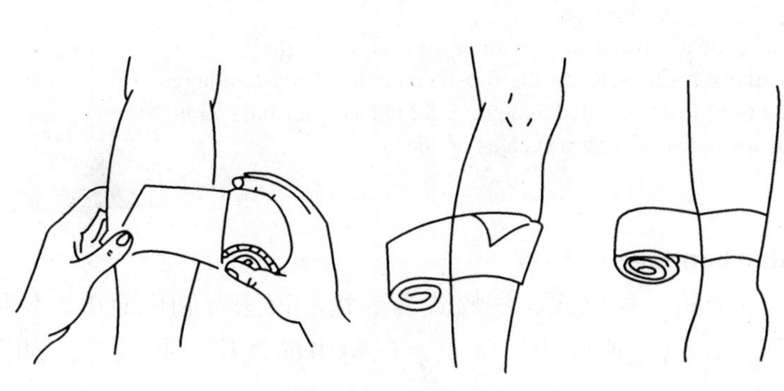

图 7-28　环形包扎法

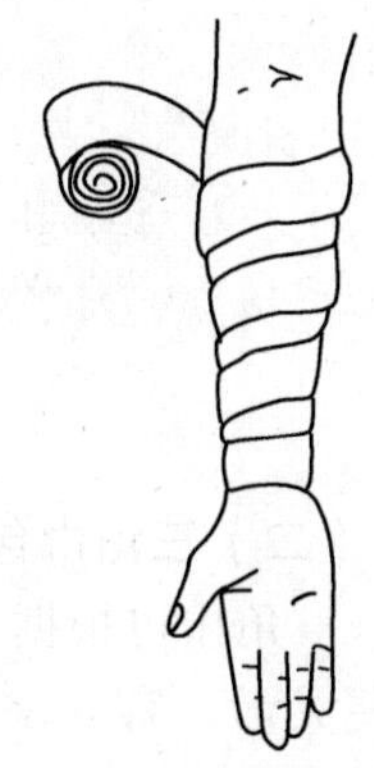

图 7-29　蛇形包扎法

3．螺旋形包扎法　用于包扎直径大小基本相同的部位，如上臂、手指、躯干、大腿等（图 7-30）。方法：先环形缠绕数周，然后螺旋向上继续缠绕，后一周遮盖前一周的 1/2～1/3 左右。

4．螺旋反折形包扎法　用于包扎直径大小不等的部位，如小腿和前臂（图 7-31）。方法：先环形数周，再按螺旋法，每周遮盖前周的 1/2～1/3 向上螺旋，向下反折，反折时用拇指压住绷带中间，另一手将绷带向下反折并缠绕。反折处需对齐，成一直线。

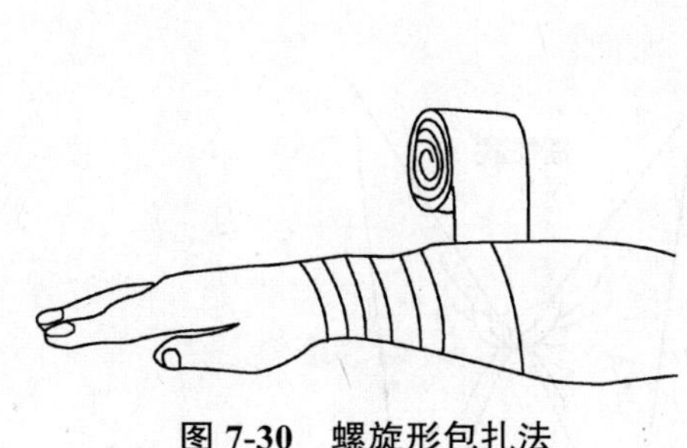

图 7-30　螺旋形包扎法

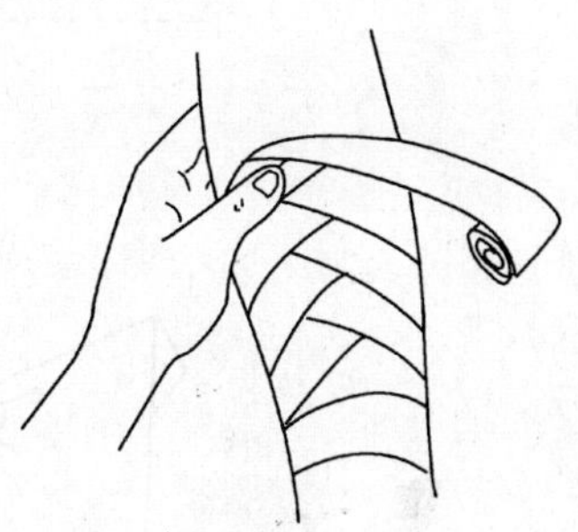

图 7-31　螺旋反折形包扎法

5．“8”字形包扎法　用于屈曲的关节等部位，如肘、踝、肩、膝等处（图 7-32）。方法：将绷带自上而下，再自下而上交叉缠绕，后周遮盖前周的 1/2～1/3 左右。

6．回返形包扎法　用于头部、指端、断肢残端的包扎（图 7-33）。方法：先环形包扎，然后从顶端正中开始，分别向两侧回返，二次回返时遮盖上一次的 1/2～1/3，直至顶端完全盖住，再环形包扎将反折处固定。

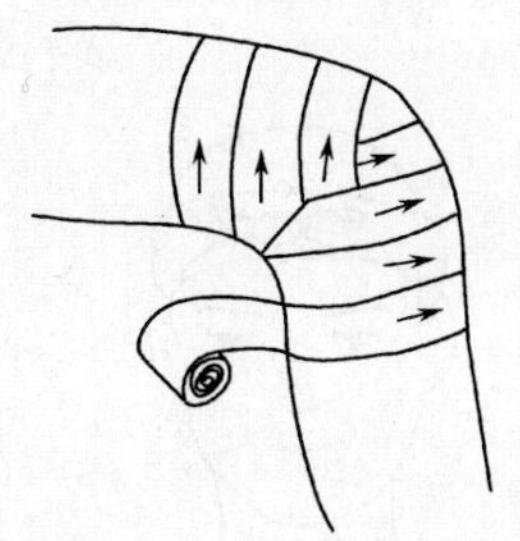

图 7-32　“8”字形包扎法

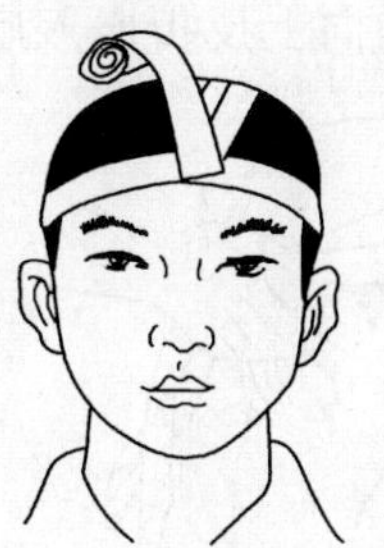

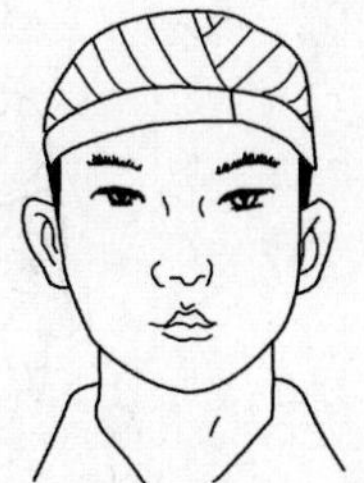

图 7-33　回返形包扎法

A triangular bandage is a piece of cloth cut in the shape of a right-angled triangle. This is felt by many trainers to be the most versatile of the bandages available, as it can be used fully unrolled as a sling, folded as a normal bandage, or for specialist bandages such as on the head.

（二）三角巾包扎（triangular bandage）

三角巾可根据包扎部位折叠成带状、燕尾式、蝴蝶式等形状，该法有制作简单、使用方便灵活、容易掌握、包扎面积大、包扎速度快等优点。三角巾的规格及折叠方法如图（图 7-34）。

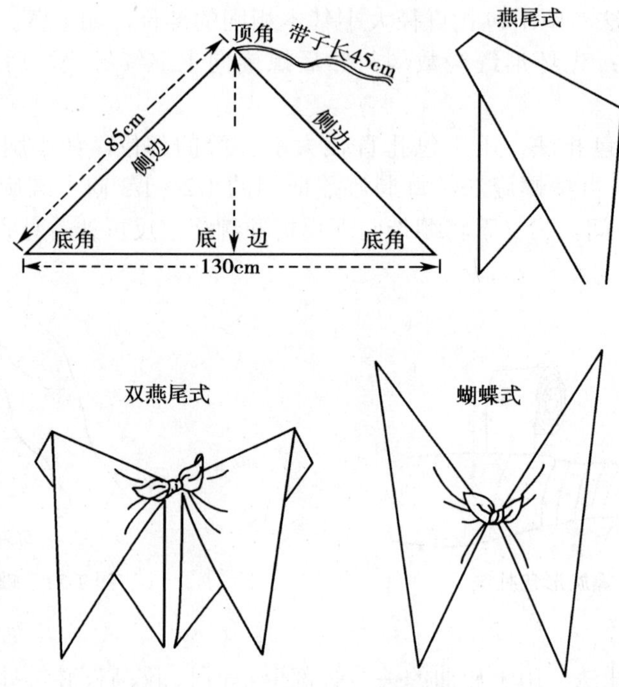

图 7-34　三角巾规格及折叠连接法

1．头面部包扎法

（1）帽式包扎法：将三角巾的底边折叠约 2 指宽，中间放于前额眉上，顶角拉向枕后，然后将两底角经耳上向后拉并压紧顶角，至枕外隆突下交叉，再经耳前绕至前额打结（图 7-35），最后将顶角向上反折嵌入底边内。

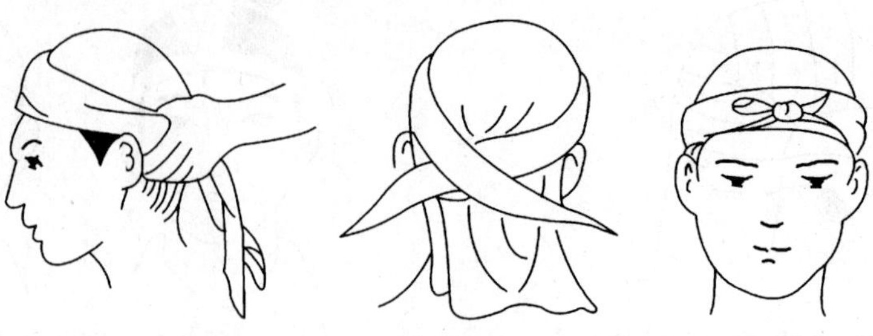

图 7-35　帽式包扎法

（2）风帽式包扎法：将三角巾顶角和底边中间各打一结，顶角结放于前额，底边结放于枕外隆突下方，然后将两底角向前拉紧，包绕下颌，再绕至枕后打结（图 7-36）。

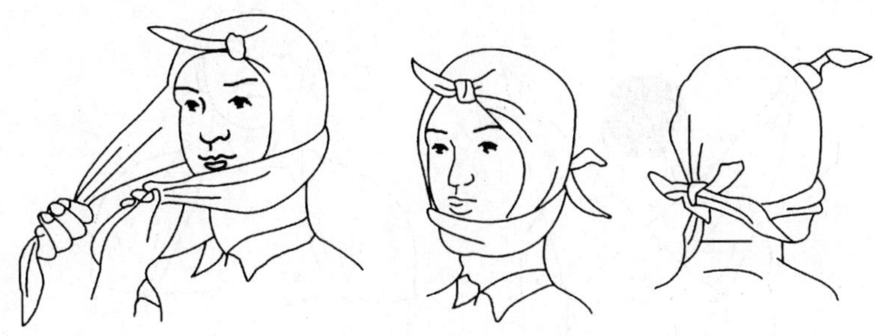

图 7-36　风帽式包扎法

（3）面具式包扎法：将三角巾顶角打结，套住下颌，底边及两底角向后上拉紧，在枕后交叉，再经耳上绕至前额打结（图 7-37）。在眼、鼻、口部各剪一小口。

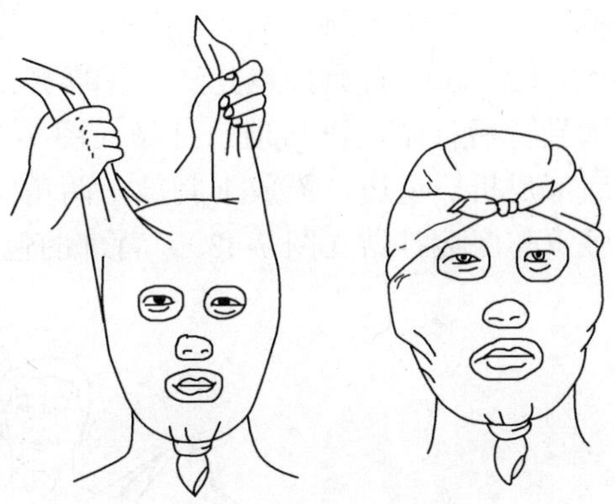

图 7-37　面具式包扎法

（4）眼部包扎法：①单眼包扎法：将三角巾叠成 4 指宽的带状，2/3 向下斜放于眼部，从耳下绕到枕后，再经健侧耳上压住另一端至前额，绕头一周打结（图 7-38）。②双眼包扎法：将 4 指宽的带状三角巾中间斜盖住一侧眼部，下端经耳下绕枕后，经对侧耳上至眉间上压住另一侧，将上端反折向下，盖住另一眼，再绕耳下与另一端在对侧耳上打结（图 7-39）。

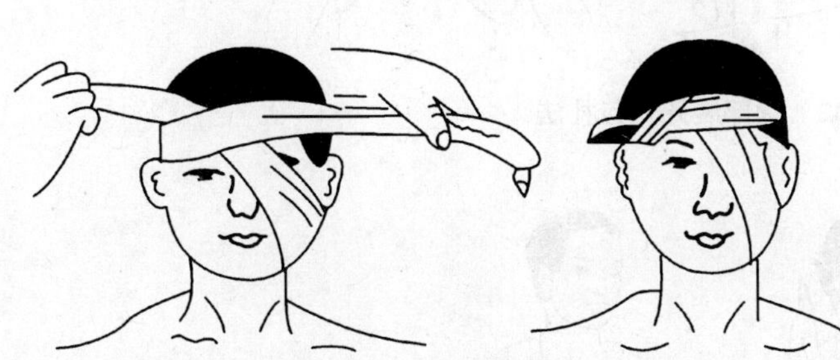

图 7-38　单眼包扎法

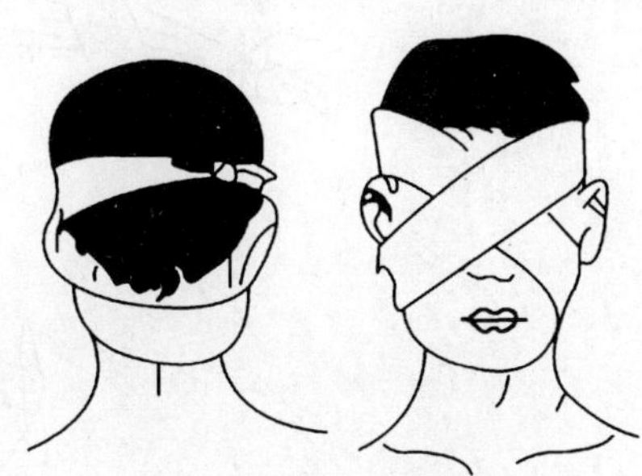

图 7-39　双眼包扎法

2．肩、胸部包扎法

（1）肩部包扎法：①单肩包扎法：三角巾折成燕尾式，夹角成 80°，向后的角稍大于前角并压住前角，燕尾底边包绕上臂 1/3 打结，两燕尾分别经胸部前后拉到对侧腋下打结（图 7-40）。②双肩包扎法：将三角巾折成燕尾式，夹角成 130°，夹角朝上，对准颈后正中，

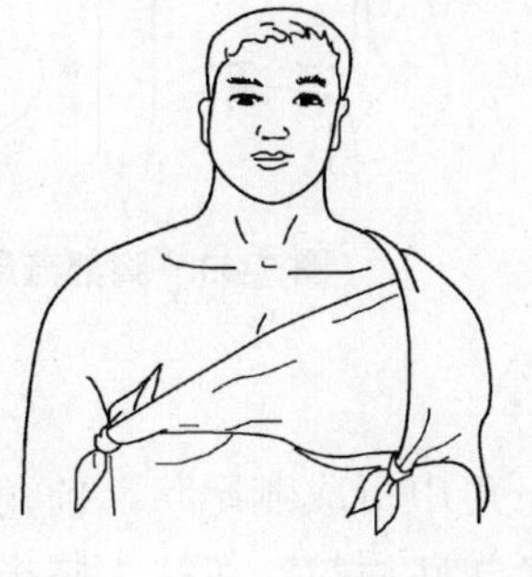

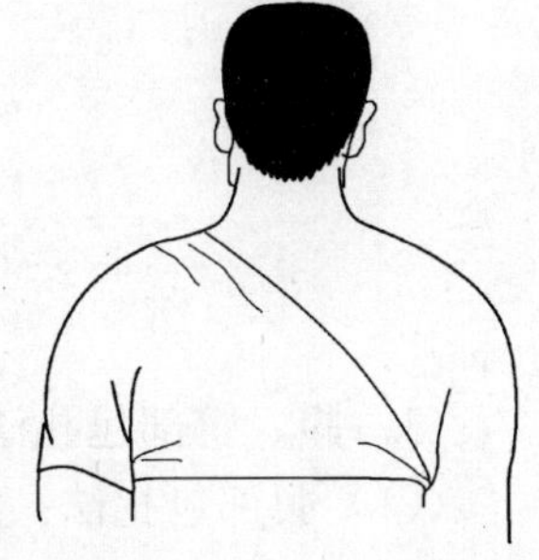

图 7-40　单肩包扎法

燕尾过肩由前往后包肩至腋下，与燕尾底边打结（图 7-41）。

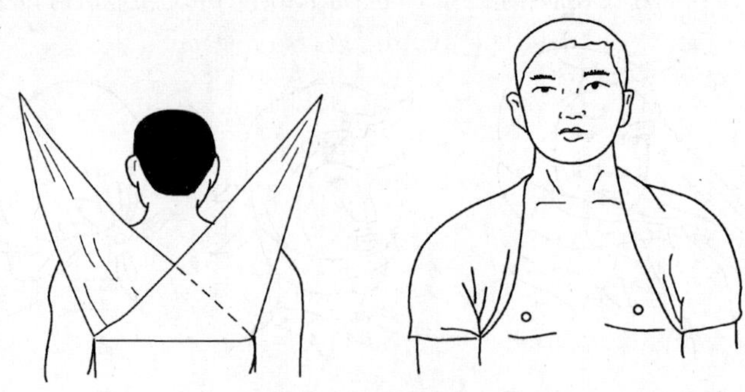

图 7-41　双肩包扎法

（2）胸（背）部包扎法：①展开式包扎法：三角巾顶角绕过伤侧肩部到背后，底边包胸到背后打结，再与顶角打结（图 7-42）；②燕尾式包扎法：将三角巾折成燕尾状，并在底部反折一道边，横放于胸部，两角向上，绕肩与颈后打结，再用顶角上的带子绕至对侧腋下与底边打结（图 7-43）。背部的包扎与胸部相反，打结在胸部。

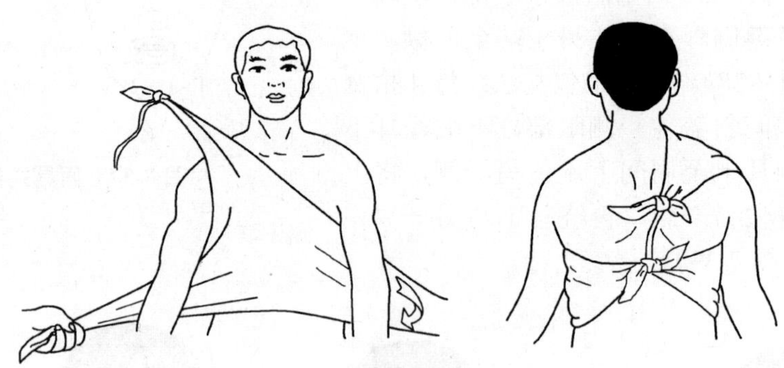

图 7-42　胸部展开式包扎法

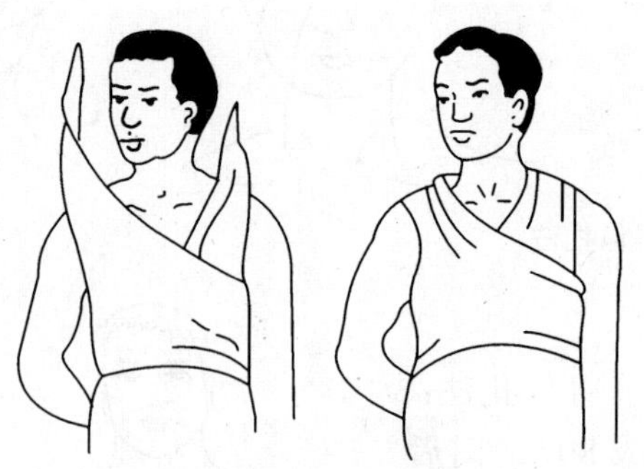

图 7-43　胸部燕尾式包扎法

3．腹、臀部包扎法

（1）腹部包扎法：三角巾折成燕尾状，前角大于后角并压住后角，底边朝上，并系带围腰打结，前角经两腿之间向后拉，包绕大腿根部，两角打结（图 7-44）。

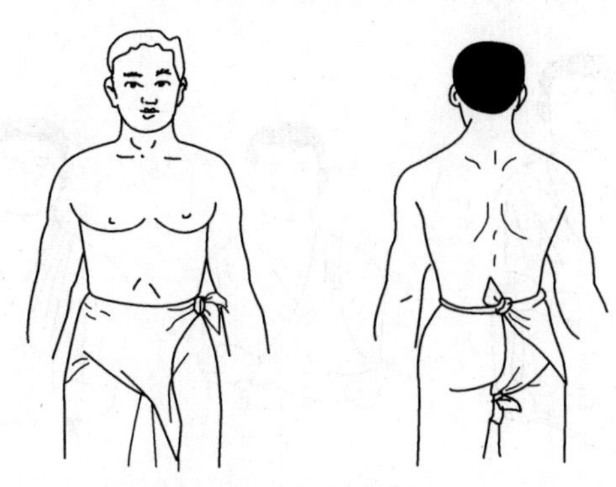

图 7-44　腹部包扎法

（2）臀部包扎法：①单臀包扎法：三角巾折成燕尾，底边朝下包绕大腿打结，两燕尾分别过腹部、腰部至对侧髂骨上打结（图 7-45）；②双臀包扎法：两条三角巾顶角打结呈蝴蝶式，结放于腰部正中，上两底角从后向前于腹部打结，下两底角由大腿内侧向前与底边打结（图 7-46）。

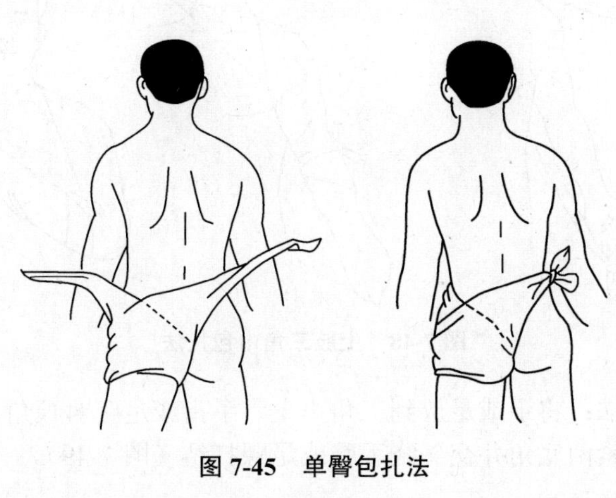

图 7-45　单臀包扎法

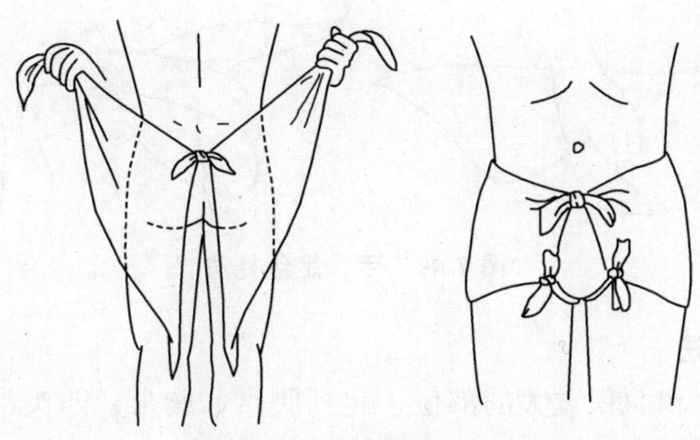

图 7-46　双臀包扎法

4．四肢包扎法

（1）上肢悬吊包扎法：①大悬臂带：三角巾底边一端置于健肩，屈曲患肘置于三角巾上，反折三角巾使底边另一端到伤侧肩部，在背后两底角打结，顶角折平，用别针固定；

②小悬臂带：将三角巾折成带状，伤肢屈曲用带巾悬吊（图 7-47）。

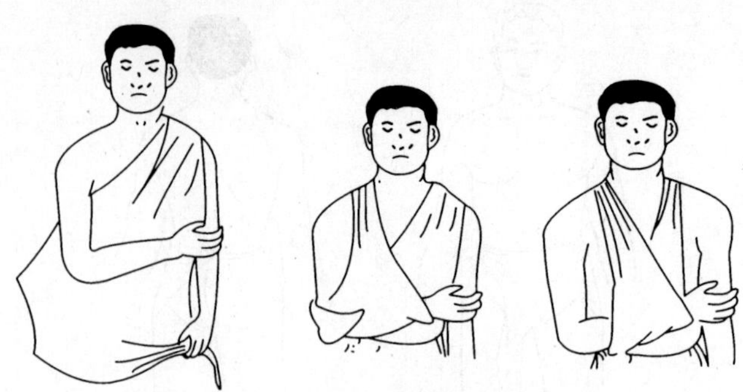

图 7-47　上肢悬吊包扎法

（2）上肢三角巾包扎法：将三角巾一个底角打结后套在伤手上，另一底角沿手臂后侧经后背拉到对侧肩上，顶角包裹上肢，前臂屈曲胸前，两底角打结（图 7-48）。

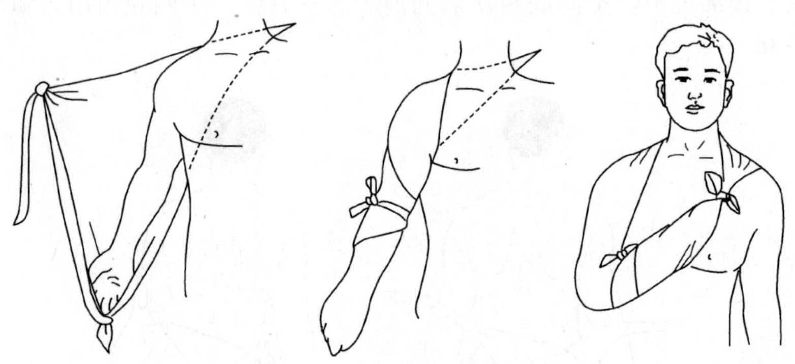

图 7-48　上肢三角巾包扎法

（3）手、足包扎法：将手或足放到三角巾上，手指或足趾对顶角，顶角向上翻起盖住全手或足，向背部拉紧两底角并交叉绕手腕或足踝打结（图 7-49）。

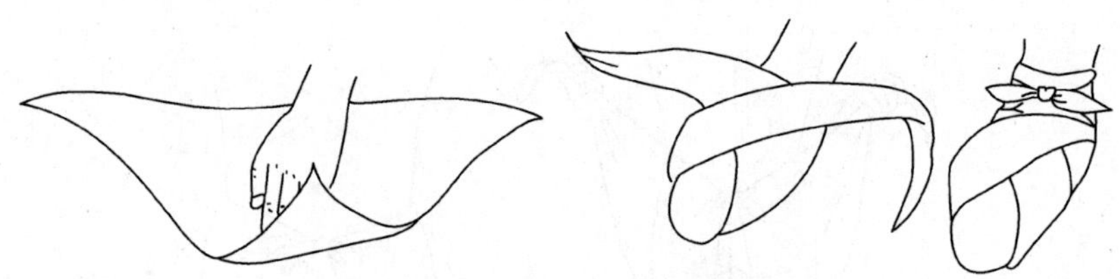

图 7-49　手、足包扎法

（三）多头带包扎法

用于人体不易包扎和面积过大的部位，包括腹带、胸带、四头带、丁字带等。

1．腹带包扎法　缝制腹带，大小视需要而定。中间为包腹带，两侧分别有 5 条相互重叠的带脚。方法：先将包腹带紧贴腹部包好，再将左右带脚依次交叉重叠包扎，用别针固定。注意创口在上腹部时应由上向下包扎，创口在下腹部时应由下向上包扎（图 7-50）。

2．胸带包扎法　缝制方法同腹带，但比腹带多两条竖带。方法：先将两条竖带从颈旁两侧拉至胸前，然后同腹带包扎（图 7-51）。

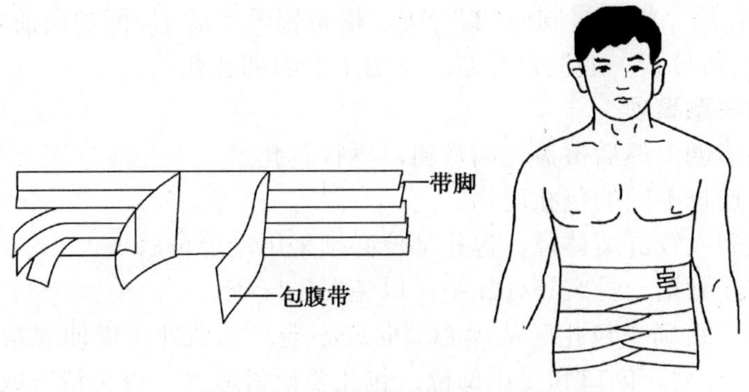

图 7-50　腹带及腹带包扎法

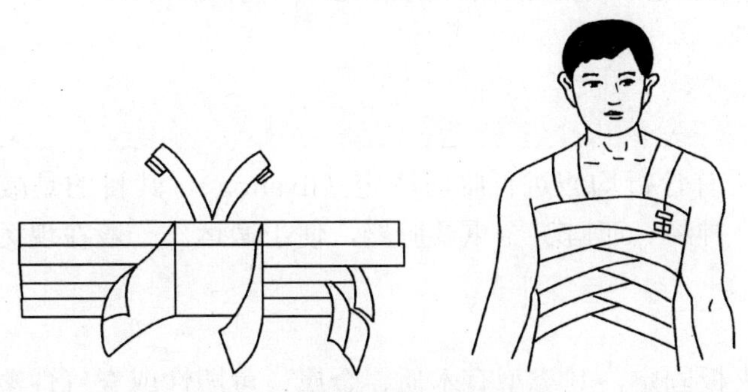

图 7-51　胸带及胸带包扎法

3．四头带包扎法　取长方形布料，将两头自中间剪开至适当位置即可。常用的包扎方法如图（图 7-52）。

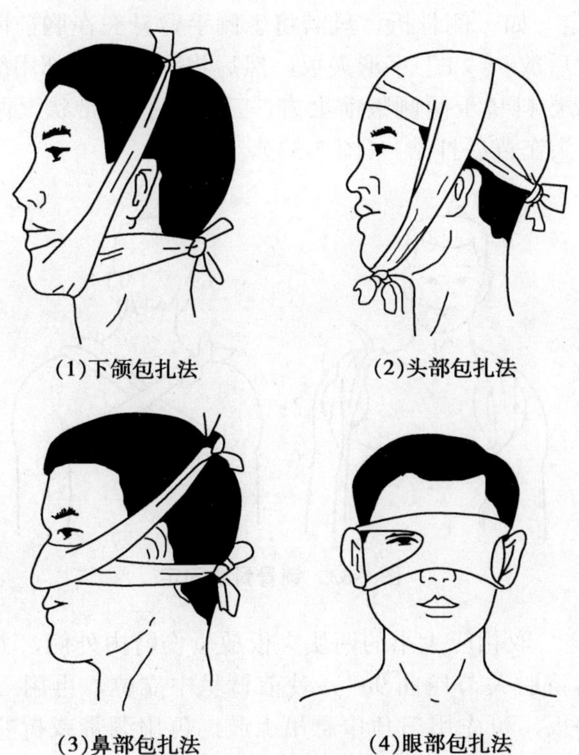

图 7-52　四头带常用包扎法

4. 丁字带包扎法　将布料制成"T"字形。横带置于腰后部，两端向前包裹于腹部打结，竖带经会阴由后向前拉紧，遇横带打结。常用于会阴部包扎。

（四）包扎的注意事项

1. 包扎前要清创，然后覆盖无菌敷料，再行包扎。
2. 根据伤口选择不同的包扎用物。
3. 包扎时取病人较舒适体位，包扎部位必须采用功能位。
4. 包扎时需在皱褶、骨突等处加垫，以免发生压疮。
5. 包扎方法要正确　包扎应从远心端向近心端；末梢外露以便观察血液循环；打结或胶布固定应避开骨突、创口和受压部位；包扎要松紧适度，以免滑脱或影响循环。
6. 包扎后一定要注意观察血液循环的情况，若有缺血表现，应立刻解除包扎，检查原因，给予正确处理。

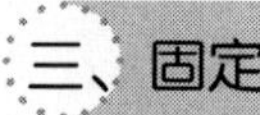

三、固定

急救现场中，所有骨折均应进行临时固定（fixation），其目的是减轻病人疼痛，防止骨折断端损伤血管、神经、肌腱甚至重要脏器，便于搬运。一般在现场对骨折病人只进行运输性固定。

（一）固定用物

最理想是采用夹板固定，其类型有木质、金属、可塑性或充气性塑料夹板。紧急时可就地取材如树枝、木棍、拖把、雨伞、门板等，也可直接用病人健侧肢体、躯干进行临时固定。固定时还需要有绷带、衬垫、三角巾、毛巾等。

（二）临时固定法

1. 锁骨骨折固定　如一侧骨折，只需将患侧手臂悬兜在胸前限制其活动即可。如双侧骨折，可在病人背后放一"T"字形夹板，然后将两肩和腰部用绷带固定在夹板上。若无夹板，可用毛巾或敷料垫于两侧腋前上方，三角巾叠成带状，两端分别绕两肩呈"8"字形，拉紧三角巾两头在背后打结。（图 7-53）。

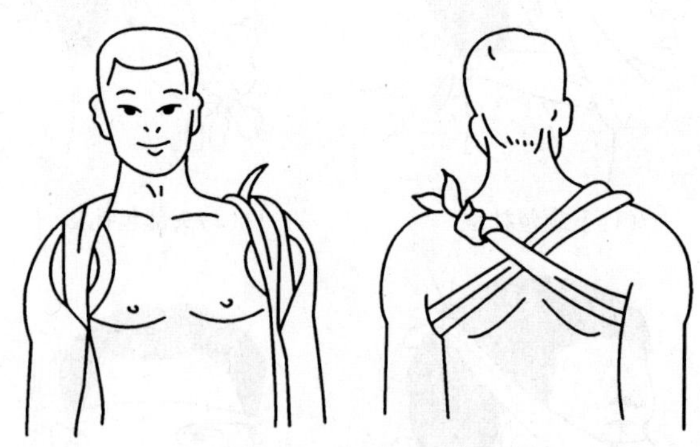

图 7-53　锁骨骨折固定

2. 上臂骨折固定　取相应大小的两块夹板放于伤臂内外侧，并在骨折部位上下两端用带状物固定，然后将肘关节屈曲 90°，使前臂呈中立位，再用三角巾悬吊固定于胸前（图 7-54）。若没有夹板，可先用三角巾悬吊上肢，再用绷带或折叠成带状的三角巾将上臂固定在胸壁上。

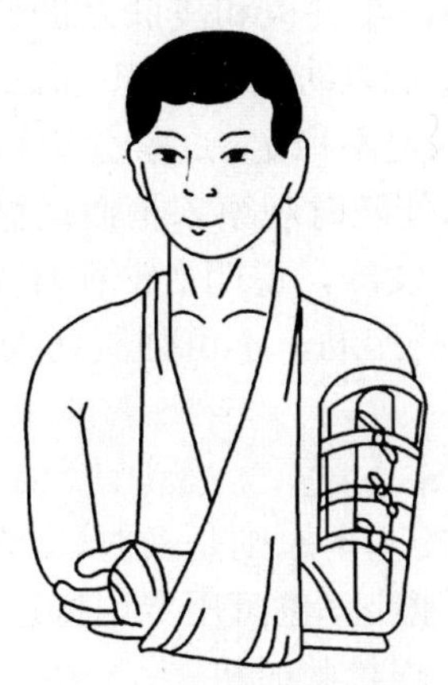

图 7-54　上臂骨折固定

3．前臂骨折固定　协助病人屈肘 90°，拇指向上，取两块夹板置于前臂内外侧，长度超过肘、腕关节，用绷带等带状物牢固固定两端，再用三角巾悬吊于胸前，呈功能位。

4．大腿骨折固定　取一夹板（长度自足跟至腋窝或腰部），放在伤腿外侧，取另一夹板（长度自足跟至大腿根部），放在伤腿内侧，关节、空隙处加垫，然后用绷带或三角巾分段将夹板固定（图 7-55）。

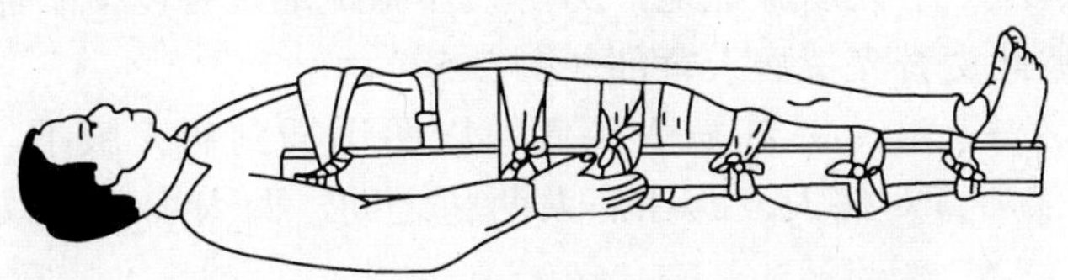

图 7-55　大腿骨折固定

5．小腿骨折固定　取长度相等（自足跟至大腿）两块夹板，分别放在伤腿的内外侧，关节、空隙处加垫，然后分段固定（图 7-56）。若无夹板，将两腿并齐，空隙加垫固定。

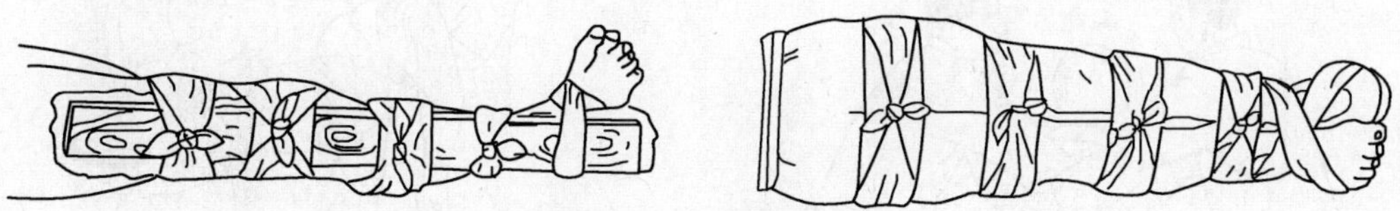

图 7-56　小腿骨折固定

6．脊柱骨折固定　①颈椎骨折固定：平卧在硬板担架上，颈部轻轻放一软枕，头两侧放置沙袋或软枕固定，头部和肩部再用布带与担架固定；②胸腰椎骨折固定：平卧于垫有软垫的硬板上，腰椎骨折要在腰部垫以软枕。

（三）固定的注意事项

1．如果有伤口和出血，在固定之前，先止血包扎，若病人发生休克，应先抗休克处理。

2．若为开放性骨折，不得将外露的骨折断端送回伤口，以免造成严重感染。

3．夹板的大小应该与骨折肢体相适应，长度需超出骨折肢体远、近端各一个关节。固定时除骨折部位远、近两端外，还要固定远、近两关节。

4．夹板不可与皮肤直接接触，在夹板和皮肤之间应加棉垫或其他软织物，尤其在夹板两端、骨突处、悬空处应加厚垫，以防局部组织受压或固定不稳定。

5．固定松紧适度，过松导致固定不稳定，过紧会影响局部血运循环。四肢骨折固定时，其远端（手指、足趾）要暴露，以便随时观察末梢血运循环情况，若发现末梢苍白、浮肿、青紫或病人自觉肢端麻木、疼痛、发冷，说明血液循环不良，应立即松开重新固定。

6．固定过程中应避免不必要的搬动，不可强制病人进行各种活动，以免加重病情。

四、搬运

现场搬运（transfusion）病人的基本原则是及时、迅速、安全地将病人搬至安全地带，防止再次受伤。现场搬运多为徒手搬运，也可用专用搬运工具或临时制作的简单搬运工具，但不要为寻找或制作搬运工具而贻误抢救时机。

（一）用物

徒手搬运不需要任何工具，器械搬运最常用的工具是担架，也可就地制作一些简单搬运工具，如用椅子、门板等。

（二）搬运方法

1．单人搬运法　有扶持法、牵托法、抱持法、背负法、肩法。临床少用，战时现场多使用。

2．双人搬运法

（1）椅托式搬运法：一人右膝跪地，另一人左膝跪地，各以一手伸入病人大腿之下而互相紧握，另一手彼此交替支持病人背部（图 7-57）。

（2）拉车式搬运法：一人站在病人头侧，以两手插到病人腋下，将伤员抱在怀里，另一人站在病人足部，背对病人，跨在病人两腿之间，两人步调一致，同方向慢慢前行（图 7-58）。

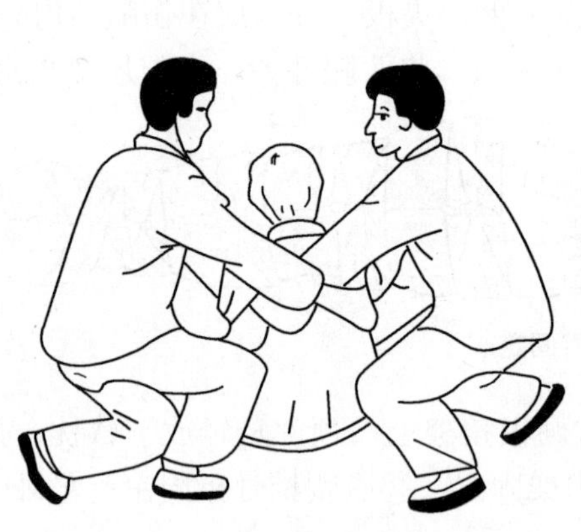

图 7-57　椅托式搬运法

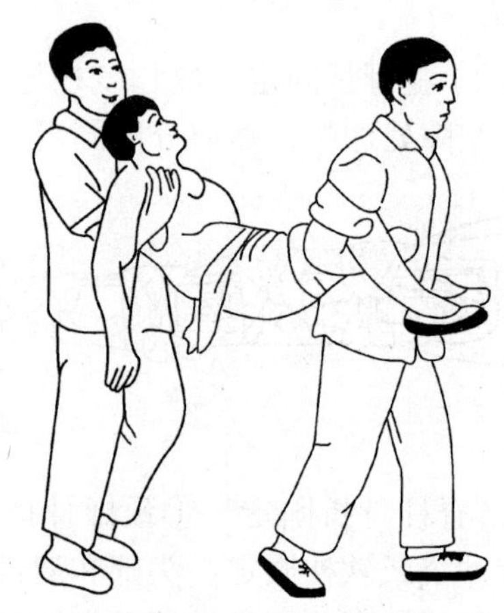

图 7-58　拉车式搬运法

（3）平抱或平抬法：两人并排将病人平抱，也可一前一后、一左一右将病人平抬。

3．三人搬运法　三人可并排将病人平托起，齐步向前（图 7-59）。

4．担架搬运法　先将担架展开，放置病人旁边，搬运人员将病人平托，轻轻放于担架，并固定。病人头朝后，足朝前，便于搬运途中后面的救护者观察病人的神志、呼吸、面色等。搬运员必须步调一致，平稳前进，尽可能使担架保持水平。上坡时，前搬运员要放低，后搬运员要抬高，下坡时则相反。

5．特殊病人的搬运法

（1）腹部内脏脱出的病人：严禁将脱出内脏送回腹腔，防止造成严重感染。取仰卧位，屈曲下肢使腹肌放松。选用大小适宜的碗扣住内脏，或用腰带围住内脏，然后用三角巾包扎，同时注意腹部保暖（图 7-60）。

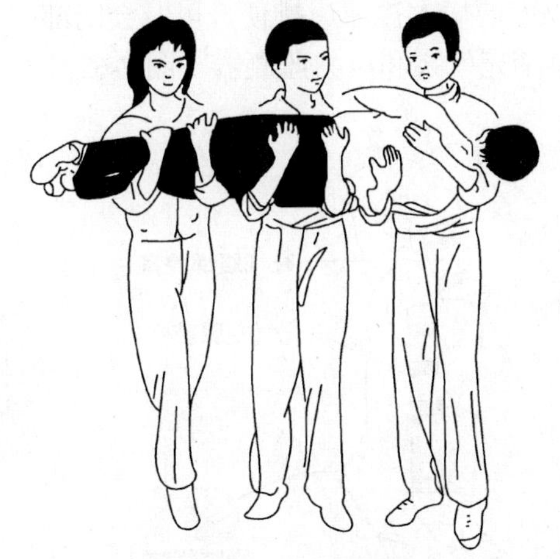

图 7-59　三人搬运法

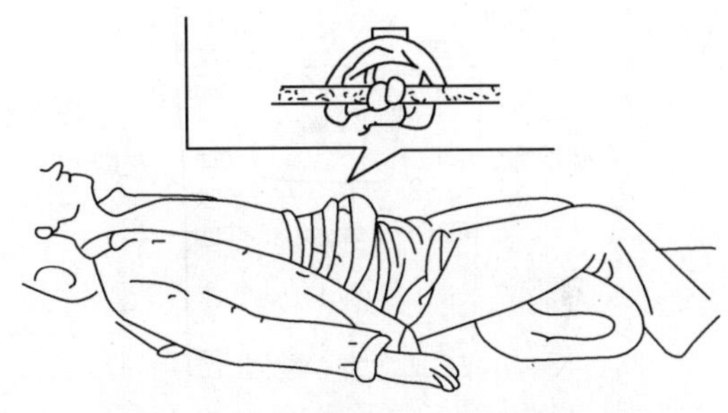

图 7-60　腹部内脏脱出患者搬运法

（2）昏迷病人：使病人侧卧或俯卧于担架上，头偏向一侧，以利于呼吸道分泌物引流。

（3）骨盆骨折的病人：将骨盆用三角巾或大块包伤材料作环形包扎，运送时让病人仰卧于门板或硬质担架上，微屈膝，膝下加垫（图 7-61）。

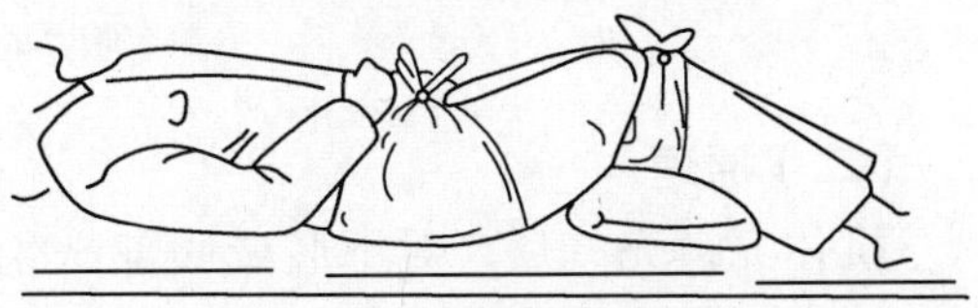

图 7-61　骨盆骨折患者搬运法

（4）脊柱损伤的病人：疑为脊柱骨折的病人，应备硬质担架，搬运时严防颈部和躯干前屈或扭转，保持病人脊柱平直。采用 3～4 人搬运法，将病人平托到硬板上。疑有颈椎损伤的病人，1 人专管头部的牵引、固定，使头和躯干保持一线。疑有胸、腰椎损伤的病人，保持胸腰部平直，放于担架上，并在腰下垫软垫，以维持脊柱正常生理弯曲。

（5）身体带有刺入物的病人：应先包扎伤口，妥善固定好刺入物，方可搬运。搬运途中避免挤压、碰撞，避免刺入物加深或脱出。若刺入物外露部分较长，应由专人负责保护刺入物。

（6）气胸的病人：病人应取半卧位，以座椅式双人搬运法为宜，以保持呼吸通畅。

第六节　抗休克裤的应用

Application of Military Anti-shock Trousers

抗休克裤（military anti-shock trousers, MAST）是近十几年来抢救失血性休克（hemorrhage shock）的一个新进展，是一种无损伤性的抢救措施。它对腹部和下肢出血可直接加压止血，并对腹部、骨盆及下肢起到固定作用，挽救了低血容量性休克（hypovolemic shock）病人的生命，目前作为急救的重要装备已被临床广泛应用。

一、结构与原理

（一）结构

抗休克裤是聚乙烯组织制成的一种双层充气服，腹部和双下肢分隔成三个独立的气囊，其结合部位用强力尼龙搭扣扣合。会阴部留有开口，以方便病人排尿、排便，以及会阴部的检查和护理。休克裤上装有充气气囊及气压表，配有脚踏充气泵和压力监测器（图 7-62）。

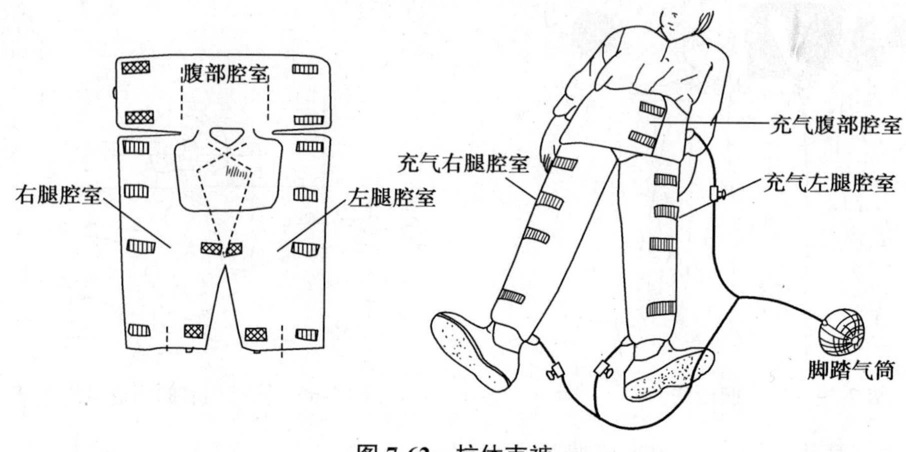

图 7-62 抗休克裤

（二）原理

抗休克裤充气后，对下肢或腹部产生压力。压迫静脉，将大约 700～1 000ml 的静脉血液挤出；压迫动脉，使受压部位血供减少。由于受压，使出血速度明显减慢甚至停止出血，故此相对增加了血容量，从而增加了回心血量，使血压上升，以满足重要器官如心、脑、肺、肾的血液供应。另外，抗休克裤充气后，对下肢和骨盆的骨折又起到了固定支持作用。

Shock, defined as a failure of the circulation, can therefore range from a simple faint which requires minimal treatment to more serious conditions which require skilled medical and nursing care to treat successfully.
MAST works through the application of circumferential compression around the abdomen and lower extremities which results in an increased peripheral resistance in the vascular system in this part of the body. Bleeding may be slowed or stopped in the area covered by MAST and blood pressure supported.

二、适应证与禁忌证

（一）适应证

1．收缩压低于 10.7kPa（80mmHg）的失血性休克、过敏性休克、神经源性休克。

2．腹腔及双下肢活动性出血需要加压止血者。

3．骨盆或下肢骨折需要临时固定者。

（二）禁忌证

1．心源性休克。

2．颅脑外伤、脑水肿或脑疝。

3．高血压。

4．胸内损伤出血以及由呼吸系统疾病导致呼吸困难者。

三、使用方法

1．将休克裤完全展开，由侧方铺在病人身下，上至剑突，下至双踝部。

2．先分别包裹双侧下肢，然后包裹腹部，将搭扣扣紧。

3．打开活塞充气。通常先给双下肢气囊充气，当双下肢气囊压力充至6.7kPa（50mmHg），再进行腹部气囊充气至5.3kPa（40mmHg），同时测量血压。当血压达到13.3kPa（100mmHg）时停止充气，关闭活塞，并记录时间。

4．停止使用抗休克裤时应首先建立静脉通道，然后缓慢放气。放气先从腹部开始，然后为双下肢，一般30分钟为宜。若血压下降4.0kPa（30mmHg），立即终止放气，并补充血容量，待血压恢复13.3kPa（100mmHg）时，继续放气。

四、护理

1．穿着前要检查好气囊是否漏气。

2．穿着要正确，动作要轻柔，避免过度翻动病人加重休克。

3．观察监测

（1）生命体征监测：随时测量血压、脉搏、呼吸来判断休克的程度。

（2）出血症状的观察：检查出血是否停止，若继续出血，应查找原因，妥善处理。

（3）双下肢血液循环的观察：观察足部末梢的颜色温度变化，以免发生末梢坏死。

（4）抗休克裤囊内压力的监测：损伤后由于逐渐出现水肿，使囊内压力增高，因此要定期观察囊内压力，避免过高影响血液供应。

4．严格记录抗休克裤的加压时间。抗休克裤通常保持充气状态为2小时，若需要继续维持更长时间，应交替加压以免酸中毒或局部缺血。

5．抗休克裤不能取代扩容，因此，条件具备时应立即采取输液、输血等措施以补充血容量。

6．解除抗休克裤时，必须建立静脉通道，加快补液速度，以免再度陷入休克状态。

（李凤菊）

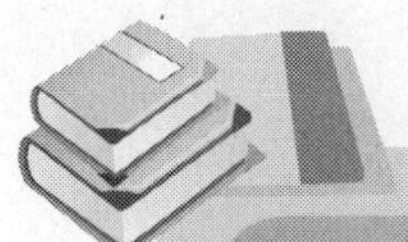

Key words

cardioversion / kɑːdiəˈvəːʃən / n.心律转变法，复律法

arrhythmia / əˈriθmiə / n.心律不齐，心律失常

defibrillation / diː,faibri'leiʃən / n.去心脏纤颤
defibrillator / dɪ'faɪbrɪleɪtə(r) / n.（电击）去纤颤器
fibrillation / ˌfaibri'leiʃən / n.纤维性颤动，心室纤维颤动
ventricular / ven'trikjulə / adj.心室的
ventricular fibrillation / ven'trikjulə ˌfaibri'leiʃən / 心室纤维性颤动
atrial / 'ɑːtriəl,'eitriəl / adj.房的
atrial fibrillation, AF / 'eitriəl ˌfaibri'leiʃən / 心房颤动
flutter / 'flʌtə / v.扑动
ventricular flutter / ven'trikjulə 'flʌtə / 心室扑动
atrial flutter, AF / 'eitriəl 'flʌtə / 心房扑动
tachycardia / ˌtæki'kɑːdiə / n.心动过速
ventricular tachycardia / ven'trikjulə ˌtæki'kɑːdiə / 室性心动过速
digitalis / ˌdidʒi'teilis / n.洋地黄
diazepam / ˌdai'æzipæm / n.地西泮
thiopental / ˌθaiə'pentæl, -tɔːl, -tl / n.戊硫代巴比妥
sodium / 'səudjəm, -diəm / n.钠
thiopental sodium / ˌθaiə'pentæl 'səudjəm / 戊硫巴比妥钠
cerebral / 'seribrəl / adj.脑的，大脑的
embolism / 'embəlizəm / n.栓塞，栓子
cerebral embolism / 'seribrəl 'embəlizəm / 脑栓塞
pulmonary / 'pʌlmənəri / adj.肺部的
pulmonary embolism / 'pʌlmənəri 'embəlizəm / 肺栓塞
renal / 'riːnl / adj.肾脏的，肾的
renal embolism / 'riːnl 'embəlizəm / 肾栓塞
airway / 'ɛəˌwei / n.气道
bypass / 'baipɑːs / n.旁路，分路
puncture / 'pʌŋktʃə / v.穿刺
tracheostomy / ˌtreiki'ɔstəmi / n.气管造口术
endotracheal / ˌendəuˌtrə'kiəl / adj.气管内的
intubation / ˌintju'beiʃən / n.插管法
failure / 'feiljə / n.衰竭
respiratory / ris'paiərətəri / adj.呼吸的
respiratory failure / ris'paiərətəri 'feiljə / 呼吸衰竭
hypoxemia / ˌhaipɔk'siːmiə / n.血氧过少
tracheotomy / ˌtræki'ɔtəmi / n.气管切开术
laryngoscope / lə'riŋgəskəup / n.喉镜
lidocaine / 'lɪdəʊkein / n.利多卡因
asphyxia / æs'fiksiə / n.窒息
dyspnea / dis'pniːə / n.呼吸困难
procaine / 'prəukein, prəu'kein / n.普鲁卡因
esophageal / i(ː)ˌsɔfə'dʒi(ː)əl / adj.食管的
fistula / 'fistjulə / n.瘘，瘘管
tracheo-esophageal fistula / trə'kiːə-i(ː)ˌsɔfə'dʒi(ː)əl 'fistjulə / 气管食管瘘
percutaneous / ˌpəːkju(ː)'teiniəs, -njəs / adj.经由皮肤的，经皮的

ventilation / venti'leiʃən / n. 流通空气
mechanical ventilation / mi'kæni kl venti'leiʃən / 机械通气
venipuncture / 'veni,pʌŋktʃə / n. 静脉穿刺（术）
parenteral / pæ'rentərəl / adj. 肠胃外的，不经肠的，非肠道的
total parenteral nutrition, TPN / 'təutl pæ'rentərəl nju:'triʃən / 全胃肠外营养
procaine / 'prəukein, prəu'kein / n. 普鲁卡因
lidocaine / 'laidəkein / n. 利多卡因
phlebitis / fli'baitis / n. 静脉炎
thrombus / 'θrɔmbəs / n. 血栓
peripherally inserted central catheter，PICC / pə'rifərəl in'sə:tid sen'trə:l 'kæθitə / 经外周静脉中心静脉导管置管术
heparin / 'hepərin / n. 肝素
catheterization / ˌkæθitəri'zeiʃən / n. 导管插入（术）
central venous puncture catheterization / sen'trə:l 'vi:nəs 'pʌŋktʃə ˌkæθitəri'zeiʃən / 中心静脉穿刺插管术
aeroembolism / ɛərəu'embəlizəm / n. 空气栓塞
arterial puncture catheterization / ɑ:'tiəriəl 'pʌŋktʃə ˌkæθitəri'zeiʃən /动脉穿刺置管术
trauma / 'trɔ:mə / n.外伤，损伤
hemostasis / hi'məustəsis / n.止血法
hemorrhage / 'hemərid3 / n.出血
internal / in'tə:nl / adj.内的，内部的
internal hemorrhage / in'tə:nl 'hemərid3 / 内出血
external / eks'tə:nl / adj.外部的
external hemorrhage / eks'tə:nl 'hemərid3 / 外出血
arterial / ɑ:'tiəriəl / adj.动脉的
arterial hemorrhage / ɑ:'tiəriəl 'hemərid3 / 动脉出血
venous / 'vi:nəs / adj.静脉的
venous hemorrhage / 'vi:nəs 'hemərid3 / 静脉出血
capillary / kə'piləri / n.毛细血管
capillary hemorrhage / kə'piləri 'hemərid3 / 毛细血管出血
tourniquet / 'tuəniket / n.止血带
bandaging / 'bændid3iŋ / 绷带法
fixation / fik'seiʃən / n.固定
transfusion / træns'fju:3ən / n.转移
military anti-shock trousers, MAST / 'militəri 'ænti ʃɔk 'trauzəz / 抗休克裤
shock / ʃɔk / n.休克
hemorrhagic shock / ˌhemə'ræd3ik ʃɔk / 失血性休克
hypovolemic / ˌhaipəuvə'li:mik / adj.（循环）血容量减少的
hypovolemic shock / ˌhaipəuvə'li:mik ʃɔk / 低血容量性休克
anaphylactic / ˌænəfi'læktik / adj.过敏的，导致过敏的
anaphylactic shock / ˌænəfi'læktik ʃɔk / 过敏性休克
neurogenic / njuərəu'd3enik / adj.起源于神经组织的，神经性的
neurogenic shock / njuərəu'd3enik ʃɔk / 神经源性休克

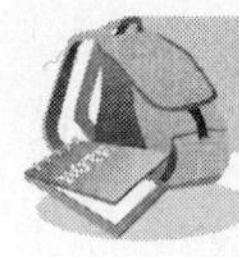

复习题

【名词解释】

1. 电复律术
2. 环甲膜穿刺术
3. 气管插管术
4. 气管切开术
5. PICC

【填空题】

1. 电复律术时两电极板应分别放置在（　　　）和（　　　）。
2. 电复律后病人应绝对卧床（　　　）。观察中若病人出现言语功能障碍，应考虑出现（　　　）。
3. 气管插管术的留置时间不应超过（　　　），否则易发生（　　　）。
4. 机械通气常见的并发症有（　　　）、（　　　）、（　　　）。
5. PICC 首选的穿刺血管是（　　　）。
6. 动脉穿刺置管术后，为保持管道通畅：每次经置管抽出动脉血后，均应用（　　　）冲洗，以防凝血堵塞。
7. 头顶部出血应立即压迫（　　　），上臂活动出血应立即压迫（　　　），同时准备进一步彻底止血。
8. 颈椎骨折头两侧放置沙袋并与担架固定的目的是（　　　）。

【选择题】

1. 上呼吸道急性梗阻首选的紧急处理方法为
   A. 吸氧　B. 环甲膜穿刺术　C. 气管插管术
   D. 气管切开术　E. 经皮穿刺气管置管术
2. 气管插管术的禁忌证有
   A. 上呼吸道梗阻　B. 呼吸心跳骤停　C. 颈椎骨折所致窒息
   D. 药物中毒所致窒息　E. 手术需要吸入麻醉者
3. 最常用的气管插管的方法为
   A. 经口明视插管　B. 经口盲探插管　C. 经鼻明视插管
   D. 经鼻盲探插管　E. 经皮穿刺插管
4. 人工呼吸机辅助呼吸需要采用
   A. 环甲膜穿刺术　B. 气管插管术　C. 气管切开术
   D. 经皮穿刺气管置管术　E. 面罩辅助吸氧
5. 以下哪项不是 PICC 的适应证
   A. 输液疗程大于 2 周的长期输液病人
   B. 进行全胃肠外营养疗法
   C. 反复输注有毒性、刺激性的药物（如化疗药）

D．血小板明显减少及凝血机制障碍者

E．缺乏外周静脉通路的病人

6．关于动、静脉穿刺置管后护理哪项不妥

A．保持插管周围清洁干燥

B．连接输液管时严格无菌操作

C．不必对穿刺处进行换药

D．观察病人的体温变化，发现局部有红、肿等感染征象后及时处理

E．留置导管时间不宜过长

7．肘部的包扎宜采用何种包扎方法

A．环形包扎　　B．螺旋形包扎　　C．蛇形包扎

D．螺旋反折形包扎　　E．“8”字包扎

8．搬运腹部内脏脱出的病人时哪项操作不宜采用

A．立即将内脏还纳　　B．将病人仰卧位　　C．膝下垫枕

D．用容器扣住内脏　　E．注意腹部保温

9．抗休克裤使用的适应证有

A．高血压合并休克　　B．心源性休克　　C．脑水肿合并休克

D．失血性休克　　E．多根多处肋骨骨折合并休克

10．Mr.Groves has an atrial arrhythmia.He has consented to have cardioversion, and the nurse prepares him for the procedure.Cardioversion differs from electrical defibrillation in that,during cardioversion,electrical impulses are

A．delivered during the QRS wave.

B．administered through one paddle only.

C．directed with an unsynchronized electrical current.

D．administered at a very high initial amount of watt-seconds.

11．A patient is admitted to the clinical unit after having a tracheostomy, when orienting the patient to the room, which of the following explanations would be most important for the nurse to include

A．reason for oxygen collar.　　B．use of call light.

C．procedure for suctioning.　　D．ways to prevent infection.

12．A patient with tracheostomy is to be admitted to the unit. As the charge nurse, you should be aware that the most appropriate placement for this patient is

A．near the nurses station with a patient who had a bowel resection.

B．in a single room near the elevator.

C．in a room with a patient who has a compromised immune system.

D．with a patient who has pneumonia.

13．When a nurse is wrapping a patient’s stump after leg amputation, the patient asks, ‘Why are you doing this?’ The most appropriate response is that wrapping the stump is necessary to

A．stimulate circulation.　　B．improve healing.

C．decrease swelling.　　D．control pain.

14．To which of the following nursing actions would a nurse give priority in the emergency care of a patient who has sustained a compound fracture of the femur

A．splint the leg in its present position.

B．place the leg in neutral alignment.

C．irrigate the wound with normal saline.

D．apply pressure directly over the wound.

【问答题】

1．简述电复律术的护理。

2．说出经口明视插管术的操作要点。

3．如何判断气管插管进入气管内？

4．简述气管插管术的护理。

5．湿化气道的方法有哪些？

6．为什么气管切开术吸痰前要增加给氧浓度？

7．如何撤离呼吸机？

8．简述锁骨下静脉穿刺置管的术后护理。

9．使用止血带止血的注意事项是什么？

10．简述包扎的注意事项。

11．简述休克裤的使用方法和护理。

参考答案

选择题

1. B　2. C　3. C　4. C　5. D　6. C　7. E　8. A　9. D　10. A　11. B　12. A　13. C　14. A

实 践 指 导

实践一　参观医院急诊科

【目标】

1．了解急诊科的布局要求。

2．熟悉急诊科主要仪器设备及药品的配备。

【学时】

2 学时。

【内容】

1．参观医院急诊科了解急诊科的布局。

2．参观急诊科的主要仪器设备及药品的配备。

【方法】

参观医院急诊科

1．教师介绍急诊科主要部门设置及布局要求。

2．教师讲解急诊科主要仪器设备及药品的配备。

【评价】

填写实验报告考核。

实践二　重 症 监 护

【目标】

1．熟悉重症监护病房的设置与管理形式。

2．了解 ICU 的监测内容及常用监测技术的实际操作。

3．学会血气分析。

【学时】

4 学时。

【方法】

1．参观医院重症监护室（ICU），重点熟悉重症监护病房的设置与管理形式，了解 ICU 的监测内容。

2．学习常见监测仪器设备的使用，熟悉 ICU 常用监测技术的实际操作。

3．病案分析：各种酸碱失衡的病例的实际分析。

【评价】

1．学生能够说出 ICU 设置与管理形式。

2．能够说出常见的监测技术内容。

3．能够对常见的酸碱失衡进行分析。

实践三　心肺复苏术

【目标】

1．能迅速准确判断心跳呼吸骤停。

2．正确进行现场心肺复苏操作。

【学时】

2 学时。

【物品】

心肺复苏模型人、小纱布若干块、脚踏板凳、面罩多个。

【内容】

1．熟悉心肺复苏的操作方法。

2．用模拟人进行心肺复苏操作。

【方法】

实验室实习

1．指导教师讲解心肺复苏的操作方法。

2．示教现场心肺复苏操作。

3．学生分组练习。

【评价】

通过随机抽测评价以下方面：

1．意识判断是否迅速、准确。

2．开放气道及触摸颈动脉搏动是否正确。

3．吹气是否适量，能使胸廓抬起，一般不超过 500 ～ 600ml

4．按压部位准确，力量均匀适度，姿势正确。

5．按压与吹气比值是否为 30∶2。

6．两人进行心肺复苏时，轮换时机是否合适。

实践四　理化因素所致疾病的护理

【目标】

1．了解急性中毒病人的治疗。

2．了解淹溺、电击、蛇咬伤病人的急救措施。

3．熟悉急性中毒病人的急救方法及护理。

4．熟悉中暑病人的急救方法和护理。

【学时】

2 学时。

【内容】

1．急性有机磷杀虫药中毒病人的评估及急救。

2．急性一氧化碳中毒病人的病情评估及高压氧舱治疗措施。

3．中暑病人的病情评估及护理。

【方法】

1．案例分析。

2. 医院见习。
3. 观看中毒、中暑、淹溺、电击的急救录像。
4. 模拟病人现场训练。

【评价】

同学能够学会急性中毒、中暑、淹溺、电击病人的救护。

实践五　电复律术

【目标】

1. 正确连接心电各导联。
2. 能连接电复律机并能进行电复律模拟操作。
3. 正确对电复律过程中的病人进行监护。

【学时】

2 学时。

【物品】

护理模型人、电复律机、纱布若干块。

【内容】

1. 心电的连接方法。
2. 电复律机的连接使用方法。
3. 电复律过程中的监护。

【方法】

（一）实验室实习

1. 教师讲解 ICU 病房各种设备的使用方法。
2. 示教电复律机的连接，并讲解注意事项。
3. 模拟进行电复律操作。
4. 分组模拟练习。

（二）观看录像讨论

（三）医院 ICU 病房见习

【评价】

1. 随机检查考核。
2. 填写实验报告考核。

实践六　气道通路的建立

【目标】

1. 认识建立气道通路所需各种器械物品。
2. 说出操作步骤。

【学时】

1 学时。

【内容】

1. 环甲膜穿刺术。

2．气管插管术。

3．气管切开术。

4．经皮穿刺气管套管置管术。

5．机械通气。

【方法】

观看录像。

【评价】

填写实验报告考核。

实践七　包　扎　法

【目标】

1．熟练使用卷轴带进行各部位的包扎。

2．正确使用三角巾、多头带和止血带。

【学时】

3学时。

【物品】

卷轴带、三角巾、胸带、腹带、止血带（气囊和橡皮止血带）。

【内容】

1．卷轴带包扎法。

2．三角巾包扎法。

3．多头带包扎法。

4．止血带使用方法。

【方法】

实验室实习

1．教师讲解各种包扎方法同时进行示教包扎。

2．讨论各种包扎和止血带使用的注意事项。

3．学生每2人一组互相练习。

【评价】

学生对包扎方法进行随机抽签考核。

实践八　动、静脉穿刺置管术及静脉切开置管术的护理

【目标】

1．初步学会PICC的操作步骤。

2．了解动、静脉穿刺置管及静脉切开置管的操作。

3．正确对各种血管置管进行护理。

【学时】

2学时。

【内容】

1．PICC的操作步骤及护理。

2．动、静脉穿刺置管术及护理。

3．静脉切开置管术及护理。

【方法】

多媒体教室观看录像

1．教师简介各种穿刺及切开置管方法。

2．复习各种置管的护理。

3．观看录像。

4．讨论。

【评价】

随机考核PICC的操作要点、各种置管的护理注意事项。

参 考 文 献

1．周秀华．急危重症护理学．第 2 版．北京：人民卫生出版社，2005.

2．孙菁．急重症护理学．北京：人民卫生出版社，2004.

3．谢天麟．急救知识与技术．北京：人民卫生出版社，2001.

4．江观玉．急诊护理学．北京：人民卫生出版社，2003.

5．张波．急救护理学．北京：中国协和医科大学出版社，2004.

6．席淑华．实用急诊护理．上海：上海科学技术出版社，2005.

7．方先业，石建华．北京：人民军医出版社，2003.

8．邹恂．现代护理诊断手册．第 3 版．北京：北京大学医学出版社，2004.

9．曹伟新，李乐之．外科护理学．第 4 版．北京：人民卫生出版社，2007.

英中文名词对照索引

A

B

C

D

E

F

L

M

N

O

P

R

急救护理技术教学大纲

（供涉外护理专业用）

一、课程任务

《急救护理技术》是中等卫生职业教育涉外护理专业的一门专业课程。本课程主要内容包括院外急救与护理和院内急救与护理，重点是急救护理技术的基本知识和常见急危重症病人的急救与护理。本课程主要任务是通过对急救护理的基本理论、基本知识与基本技能的学习，使学生掌握对各种急危重症病人的初步处理和抢救配合，并能正确实施急救护理技术，为今后从事或参与急救护理工作奠定基础。

二、课程目标

1．了解急救护理学范畴和发展史。
2．掌握我国急诊医疗服务体系的概念、组成、管理和任务。
3．熟悉院外急救的概念、任务、管理，掌握院外急救护理。
4．掌握急诊室、重症监护室的管理。
5．熟悉急危重病人的常用监测技术。
6．掌握常见急危重症病人的病情观察、救治原则及护理。
7．掌握常用急救技术的护理，掌握初级心肺复苏术。
8．掌握急救护理常用的专业英文词汇及术语。
9．具有良好的急诊护士职业素质、行为习惯和职业道德修养。
10．具有良好的护患沟通能力和团队协作精神。

三、教学时间分配

教学内容	学时		
	理论	实践	合计
一、绪论	2	0	2
二、院外急救护理	2	0	2
三、医院急诊科管理	2	2	4
四、重症监护	3	5	8
五、心脏骤停与心肺脑复苏	2	2	4
六、理化因素急性损伤病人的救护	5	3	8
七、常用救护技术及护理	2	6	8
合　计	18	18	36

四、教学内容和要求

单元	教学内容	教学要求	教学活动参考	参考学时	
				理论	实践
一、绪论	（一）急救护理学的形成和发展	了解	理论讲授	2	
	（二）急救护理学的范畴	了解	多媒体演示		
	（三）急救医疗服务系统	掌握			
二、院外急救护理	（一）概述		理论讲授	2	
	1．院外急救的性质	了解	多媒体演示		
	2．院外急救的特点	了解	角色扮演		
	3．院外急救任务	熟悉	情景教学		
	4．院外急救原则	掌握			
	5．院外急救组织体系	了解			
	（二）院外急救护理				
	1．现场评估	掌握			
	2．现场救护	掌握			
	3．转运与途中监护	掌握			
三、医院急诊科管理	（一）急诊科的任务与设置		理论讲授	2	
	1．急诊科的任务	掌握	多媒体演示		
	2．急诊科的设置	熟悉			
	（二）急诊科护理工作程序				
	1．急诊科护理工作特点	掌握			
	2．急诊科护理工作流程	掌握			
	（三）急诊科护理工作管理				
	1．急诊科的人员管理	了解			
	2．急诊科的设备管理	熟悉			
	实践 1：急诊科设置与管理（急诊科制度，急诊科的工作任务，急诊科护士的工作特点、护理工作流程，急诊科的布局和设施、急救车的装备、认识各种抢救用具和仪器）	学会	见习	3	2
四、重症监护	（一）重症监护病房（ICU）的组织与管理		理论讲授		
	1．ICU 的设置	掌握	多媒体演示		
	2．ICU 的管理	了解			
	3．ICU 的感染控制	熟悉			
	（二）ICU 病人的收治程序、对象与治疗原则				

续表

单元	教学内容	教学要求	教学活动参考	参考学时	
				理论	实践
	1. ICU 病人的收治程序与对象 2. ICU 病人的治疗原则 （三）监护内容及分级 1. 监护内容 2. 监护分级 （四）常用重症监护技术 1. 体温监护 2. 呼吸系统功能监护 3. 循环系统功能监护 4. 中枢神经系统功能监护 5. 肾功能监护	掌握 熟悉 掌握 熟悉 掌握 掌握 掌握 掌握 掌握			
	实践 2：ICU 的管理和感染控制、危重症监护技术	熟练掌握	见习 技能实践		5
五、心脏骤停与心肺脑复苏	（一）心脏骤停的病因、类型及表现 1. 心脏骤停的病因 2. 心脏骤停的类型 3. 心脏骤停的表现 （二）心肺脑复苏 1. 基础生命支持 2. 进一步生命支持 3. 延续生命支持 （三）复苏后的监测与护理	 熟悉 熟悉 掌握 掌握 熟悉 熟悉 熟悉	理论讲授 多媒体演示	2	
	实践 3：心肺脑复苏术	熟练掌握	技能实践		2
六、理化因素急性损伤病人的救护	（一）中毒的发病机制 （二）中毒的护理评估 （三）急性中毒的救治与护理 1. 救治原则 2. 护理措施 （四）常见急性中毒的救护 1. 有机磷杀虫药中毒 2. 急性一氧化碳中毒 3. 镇静催眠药中毒 4. 强酸、强碱类中毒	熟悉 掌握 熟悉 掌握 掌握 掌握 熟悉 熟悉	理论讲授 多媒体演示 讨论	5	

续表

单元	教学内容	教学要求	教学活动参考	参考学时	
				理论	实践
	（五）中暑				
	1. 病因及发病机制	了解			
	2. 护理评估	熟悉			
	3. 救治原则与护理措施	掌握			
	（六）淹溺				
	1. 病因及发病机制	了解			
	2. 护理评估	熟悉			
	3. 救治原则与护理措施	掌握			
	（七）触电				
	1. 病因及发病机制	了解			
	2. 护理评估	熟悉			
	3. 救治原则与护理措施	掌握			
	实践4：急性中毒病人的救护、中暑、淹溺与触电病人的救护	熟练掌握	案例分析 见习		3
七、常用救护技术及护理	（一）机械通气技术及护理		理论讲授	2	
	1. 概述	了解	情景教学		
	2. 适应证和禁忌证	了解	角色扮演		
	3. 使用及护理	熟悉	示教		
	（二）气管内插管术				
	1. 适应证及禁忌证	熟练			
	2. 操作方法	掌握			
	3. 护理	掌握			
	（三）气管切开术				
	1. 适应证及禁忌证	熟练			
	2. 操作方法	掌握			
	3. 护理	掌握			
	（四）动静脉穿刺置管术				
	1. 适应证及禁忌证	熟练			
	2. 操作方法	掌握			
	3. 护理	掌握			
	（五）外伤止血、包扎、固定与搬运	熟练			
	（六）抗休克裤的应用				
	1. 原理	熟练			

续表

单　元	教 学 内 容	教学要求	教学活动参考	参 考 学 时	
				理论	实践
	2．适应证及禁忌证 3．使用方法 4．护理	熟悉 掌握 掌握			
	实践 5：常用救护技术及护理	熟练掌握	见习 技能实践		6

五、大纲说明

（一）本教学大纲主要供中等卫生职业教育涉外护理专业教学使用，总学时为 36 学时，其中理论教学 18 学时，实践教学 18 学时。

（二）教学要求

1．本课程对理论部分教学要求分为掌握、熟悉、了解 3 个层次。掌握：指对基本知识、基本理论有较深刻的认识，并能综合、灵活地运用所学的知识解决实际问题。熟悉：指能够领会概念、原理的基本含义，解释护理现象。了解：指对基本知识、基本理论能有一定的认识，能够记忆所学的知识要点。

2．本课程重点突出以能力为本位的教学理念，在实践技能方面分为熟练掌握、学会两个层次。熟练掌握：能独立、正确、规范地完成急救护理技术操作。学会：即能在教师的指导下完成急救护理技术操作。

（三）教学建议

1．理论教学应强调理论联系实际，作为一门具有很强的综合性和实践性的学科，应积极采用临床案例、教具和多媒体教学，激发学生的学习兴趣和学习主动性，引导和组织学生展开必要的课堂讨论，以启迪学生的思维，加深对教学内容的理解，提高学生解决实际问题的能力。

2．实践教学应在相关实验室和医院进行，通过示教、见习、情景教学、案例讨论和实践训练等多种教学方法，突出学生的动手能力和实际操作能力培养，突出学生人际沟通能力的培养，突出学生急救意识与应变能力的培养，强化学生的技能训练，提高学生救护临床急危重病人的综合能力。

3．本课程考核可采用理论测试和实践操作考核相结合的方法，强调对学生急救意识、应变能力和综合能力水平的测试，培养学生具备良好的急救职业道德和基本的职业能力。